月刊 精神科看護
THE JAPANESE JOURNAL OF PSYCHIATRIC NURSING

2022.1 CONTENTS
vol.49 通巻 354 号

特集

褥瘡とスキン-テアのケア

※今回の『クローズアップ』『写真館』は休載させていただきます

褥瘡と
スキン-テアのケア

◉ **精神科病棟における褥瘡，スキン-テア**

褥瘡，スキン-テアの基本的な事項についてあらためて学びながら，精神科における褥瘡発生リスク，形態的特徴と発生状況の関連を紹介している。

◉ **褥瘡のスタンダードな処置方法について**

褥瘡について，現在のスタンダードとなる処置方法を紹介。褥瘡深達度にあわせたドレッシング材，外用剤の選択は必見の内容である。

◉ **スキン-テアを減らす予防対策・対処方法**

知らない間に発生しているスキン-テアをどのように予防し，対処するのか。保湿剤の塗り方からテープのはがし方，貼り方までくわしく確認しよう。

◉ **スキン-テア予防の取り組み**

スキン-テアが発生すると患者はもちろん，スタッフにも心理的負担がかかる。実態調査から予防の取り組みを行った病院のスタッフにお話をうかがった。

特集にあたって

◉編集部

　精神科病棟において長期入院患者の高齢化が進んでいることはすでに周知の事実であるが，それに伴う褥瘡やスキン-テアの発生，その処置は業務のなかでも大きな問題となっている。各病院において褥瘡対策委員会で取り組みを行っていることもあるだろう。この機会にあらためて，褥瘡，スキン-テアの基本的な部分の復習を行い，そして予防，ケアについて見直す必要があるのではないか。

　本特集では，まず冒頭記事にて褥瘡，スキン-テアの基本的な項目について，また精神科における褥瘡の特徴を解説していただいた。続いてドレッシング材，外用剤の選択などを含めた褥瘡の基本的な処置方法について，そしてスキン-テアを予防するための細かなポイントを紹介している。さらにスキン-テアの予防を実態調査の研究をきっかけに取り組みを始めた病院から報告をいただいた。

　スキン-テアはともすれば，ご家族など外部の方から虐待の形跡と誤って受けとられる可能性がある。しかしながら，対策を講じれば極力避けられるものでもあるはずだ。また，身近な部分からケアを行うことが患者のQOL向上につながる。看護師が日常的に何かできることがあるのではないか。基本的なケアこそが重要であることを振り返りたい。

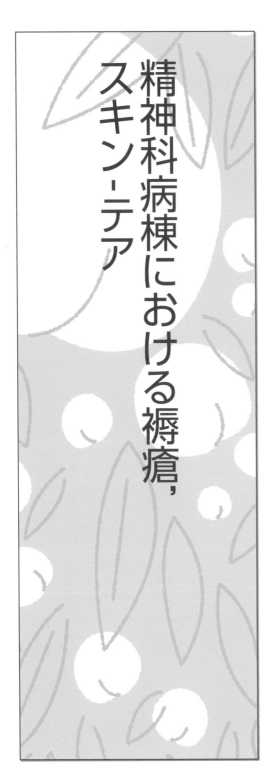

精神科病棟における褥瘡，スキン-テア

執 筆 者

東京大学大学院医学系研究科
（東京都文京区）
特任准教授
玉井奈緒 たまい なお

浜松医科大学医学部（静岡県浜松市）
教授
木戸芳史 きど よしふみ

東京大学大学院医学系研究科
（東京都文京区）
教授
真田弘美 さなだ ひろみ

褥瘡，スキン-テアの基本

1) 褥瘡とは

　日本褥瘡学会は褥瘡予防・管理ガイドラインのなかで，褥瘡を「身体に加わった外力は骨と皮膚表層の間の軟部組織の血流を低下，あるいは停止させる。この状況が一定時間持続されると組織は不可逆的な阻血性障害に陥り褥瘡となる」[1]と定義している。つまり，皮膚表面から外力が加わることにより，軟部組織に存在する血管が閉塞し，血流が低下，あるいは停止する。血流が低下した状態が一定時間以上続くと細胞障害が生じることで褥瘡が生じる[2]。特に骨突出部にかかるずれ力は骨に近い部位（深い部位）で強いと考えられ，深部組織で組織障害が先行する場合がある。このような状態はDeep Tissue Injury（DTI：深部損傷褥瘡）と呼ばれ，急に進行する場合もあり，近年その病態が注目

されている。褥瘡は骨が突出し，体圧の集中する部位に発生しやすく，仰臥位の場合の好発部位は仙骨部，踵部，後頭部，肩甲骨部，肘頭部であり，側臥位の場合の好発部位は腸骨稜部，大転子部，耳介部，肩峰突起部，肋骨部，膝関節顆部，外顆部である。

予防には褥瘡発生リスクを適切にアセスメントすることが重要である。発生予測のためには，リスクアセスメント・スケールを使用することが勧められており[3]，一般的にはブレーデンスケールが推奨されている。このスケールでは褥瘡発生のリスク因子を，「知覚の認知」「湿潤」「活動性」「可動性」「栄養状態」「摩擦とずれ」の6項目で評価する[4]。合計点は6〜23点であり，合計点が低いほどリスクが高いと判断され，1日1回の局所（皮膚）の観察とマットレスやクッションの選択，スキンケアなどの予防ケアが必要となる。

2) スキン-テアとは

スキン-テアとは「摩擦・ずれによって，皮膚が裂けて生じる真皮深層までの損傷（部分層損傷）をスキン-テア（皮膚裂傷）とする」と定義されており[5]，皮膚が脆弱になることで生じやすい。加齢とともに，皮膚のコラーゲンやエラスチン，脂肪組織が少なくなり，弾力性や収縮力が低下する。さらに汗腺や脂腺の活性化の減少により皮膚が乾燥することで皮膚は脆弱になる[8]。つまり，高齢になればなるほどスキン-テアの発生リスクは高まると考えられる。実際に日本におけるスキン-テアの粗有病率は，全体で0.77%であるのに対して，65歳未満が0.15%，65歳以上74歳未満では0.55%，75歳以上は1.65%であり[5]，スキン-テアの保有者の平均年齢（標準偏差）は79.6（12.5）歳と高い。発生部位としては，上肢・下肢に多く，テープ剥離時や転倒，ベッドやテーブルなどにぶつけるほか，更衣時の衣服との摩擦やずれによって，生じやすいといわれている[5]。

またスキン-テアは，平成30年度診療報酬改定によって，入院時に行う褥瘡に関する危険因子の評価に新たに加えられた（表1）。褥瘡対策では危険因子の評価を行うこととされ，危険因子の項目に「皮膚の脆弱性（スキン-テアの保有，既往）」が加わった。これは，500床の療養病床を対象にした3か月のスキン-テアの調査[6]において，ブレーデンスケールの得点がスキン-テア発生と有意な関連があったという研究結果にもとづいている。つまり褥瘡の発生リスクとスキン-テアの発生との関連が示唆されたことで，スキン-テアを褥瘡のリスク因子としてとらえることが重要とされ，今回の診療報酬改定に反映されたといえる。以上より，本稿では，精神科の褥瘡だけでなく，リスク因子であるスキン-テアのケアについても概説する。

精神科における褥瘡の特徴

精神疾患を有する患者の褥瘡発生リスクとなる状態の特徴に，病的骨突出，疼痛に対する無関心，向精神薬の副作用による発熱・発汗・低血圧，自発性の低下，昏迷，身体拘束，強直様姿勢，催眠鎮静剤による不動，摂食意欲の低下，栄養状態低下，ジストニア，リハビリテーション不可，患者の非協力などが症例報告としてあげられている[7〜9]。精神疾患を有する患者に褥瘡が発生すると，疼痛や処置時の苦痛から患者

表1　褥瘡に関する危険因子評価

	日常生活自立度　J(1, 2)　B(1, 2)　C(1, 2)		対処
危険因子の評価	基本動作能力（ベッド上　自力体位変換）	できる　できない	
	基本動作能力（イス上　全位姿勢の保持，除圧）	できる　できない	
	病的骨突出	なし　あり	
	関節拘縮	なし　あり	「あり」もしくは「できない」が1つ以上の場合，看護計画を立案し実施する
	栄養状態低下	なし　あり	
	皮膚湿潤（多汗，尿失禁，便失禁）	なし　あり	
	皮膚の脆弱性（浮腫）	なし　あり	
	皮膚の脆弱性（スキン-テアの保有，既往）	なし　あり	

の精神的な安定が保てなくなるばかりか，呈する精神症状によっては安静を維持することができず，処置や患部の清潔を維持することが困難になる。褥瘡の治療のためにさらに入院期間が延長することで，わが国が勧める精神疾患を有する患者の地域生活への移行支援を阻害する可能性がある。以上より，精神科における患者の褥瘡予防は極めて重要であるといえる。

　精神疾患を有するどのような患者の，どの部位に褥瘡ができやすいだろうか。日本褥瘡学会の報告[10]によると，調査に協力した精神科病院（7施設）の自重関連褥瘡有病率（医療機器関連圧迫創傷は含まない）は0.43%，65歳以上の50.0%が褥瘡を有していた。加えて全面的な介助が必要な要介護3以上が87.5%であった。褥瘡の深さはD3（皮下組織までの損傷）が62.5%であり，深い損傷が多いことがわかる。また褥瘡部位は仙骨部がもっとも多く，次いで踵部であった。これは身体拘束による体位変換困難や自発性の低下，催眠鎮静剤による不動によって，仰臥位でいる時間が長いことなどが推測される。またやむを得ず身体拘束をされる場合には，拘束具による圧迫で足関節部に医療関連機器圧迫創傷を発生するリスクも高い[11]。

　実際に精神疾患を有する患者の褥瘡に関する研究は少なく，実態は十分明らかにされていない。そのため今回，筆者の大学病院における精神疾患を有する患者の褥瘡の特徴に関する調査結果[12]をもとに，精神科における褥瘡を予防するためにどのようなケアが可能であるか考えてみたい。本研究の対象者は，統合失調症またはうつ病を主傷病とする患者で，年齢の中央値は46（四分位範囲；41—64）歳であり，比較的若い集団であることを念頭においていただきたい。また患者は「絶えず観察を要する」者が93.3%と多い一方で，「病室で歩行ができる」状態にある者が26.7%を占めていた。今回の調査の対象の褥瘡発生部位は，仙骨部次いで踵部および背部であった。そのほか，褥瘡好発部位（図1）とは異なる，非好発部位である臀部や下肢にも発生が見られていた。また院外発生，いわゆる持ち込みの褥瘡が多いという特徴があった。

　発生した褥瘡の形態的特徴と発生状況の関連について，質的記述的分析から3つの特徴的な関係が導き出された。特徴的な形態を表2に褥

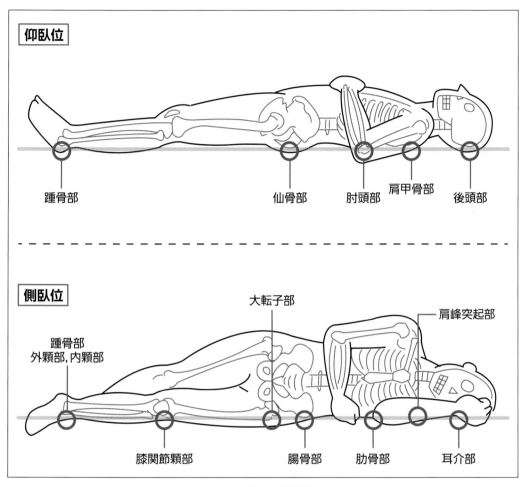

図1　褥瘡好発部位

瘡の写真とともに示した。1つ目は，精神科治療薬の過剰作用により意識が朦朧としているなか，圧力による不快感を回避しようと身体を大きく動かすような場合に，〈雲状形〉で，〈まだら〉な色の褥瘡ができやすい。これは精神症状の状態により，精神科治療薬の作用が過剰に生じ，意識が朦朧とするなか自分の意思から圧力回避行動をとることで，身体へのずれが生じ，大きな雲状で，真皮・皮下組織の黄色壊死組織がまだらな褥瘡を形成したと考えられる。

2つ目は，過量服薬によりまったく不動の状態である場合には，〈シャープ形〉で，〈単色〉の褥瘡ができやすい。これらは，過量服薬により衣類を着た状態でそのまま倒れた可能性が高い。倒れた体位のまま静止し，衣類やものが均一な圧として加わり続けたことで，シャープな形で紫斑という単色の褥瘡が形成されたと考えられる。これらの例では院外で倒れていることも多く，ケアでの予防や予測が難しいといえる。

3つ目は，身体拘束されているため動きが制

表2　褥瘡の形態的特徴

形態的特徴	定義	写真
地図状形	ところどころ創縁が欠け，不整形な形	
雲状形	雲のようにもやもやと創縁が波打ち大きく広がる形	
シャープ形	幾何学的な模様で，辺が直線を形成している部分を有する形	
単色	1色のみを示す状態。紫斑では，その濃淡が異なってもすべて淡色と判断	
まだら	斑状の出血点や壊死組織が褥瘡部に混在している状態	

限され，もぞもぞとしか動けない状況にある場合，〈地図状形〉で，〈まだら〉な色の褥瘡ができやすい。これは身体拘束へ抗うような動きをすることで，発生した褥瘡へさらに摩擦やずれを加えることとなり，斑状の出血や壊死組織が混在したまだらな色を示したと考えられる。この形態の褥瘡は身体拘束や掻破行為によるもので，予測と予防が可能である。褥瘡予防の基本は褥瘡予防・管理ガイドライン[13]のアルゴリズムに準拠したケアを実施することである。加えて，自傷他害のリスクが著しく高いためにどうしても身体を拘束しなければ安全を担保できない患者の場合，身体拘束によって動きが制限されることで苦痛を感じると，小刻みに動く。それにより，仙骨部や踵部への圧力に加えて摩擦・ずれに伴う褥瘡が発生しやすい。これを予防するためには，なによりもまず身体拘束を外せるよう治療や看護ケアを行うことが必要であるが，やむを得ず身体拘束を続けなければならない場合には，圧迫・摩擦・ずれから皮膚を保護するために，骨突出部や抑制帯と触れる部分にシリコン素材のポリウレタンフォームのドレッシング（メピレックス ボーダー プロテクト〈メンリッケヘルスケア〉，ふぉーむらいと〈コンバテック〉など）やすべり機能つきスキンケアパッド（リモイスパッド〈アルケア〉）を貼付すること[14,15]，摩擦係数の低い病衣の使用などのケアが重要となる。近年ではさまざまな形のポリウレタンフォームドレッシングがあり，部位に応じた形を選択することが可能である。また足関節部に医療関連機器圧迫創傷を発生するリスクも高いため[11]，骨突出部だけでなく，抑制帯が触れる手関節や足関節部を圧迫・摩擦・ずれから皮膚を保護するケアが重要である。これ

はスキン-テアの予防にも通じる。

また，重度の神経性やせ症や抑うつ症状を伴う患者の場合，飲食への関心の低下や食欲の低下もあり，経口から必要な栄養素を摂取することができず，栄養状態が低下しやすい。外力に対するケアだけでなく，栄養状態を整えるためのケアも必要となる。その場合は，栄養状態の評価を行い，投与方法を検討し，栄養素の内容や投与量を決定していく。次のスキン-テアの栄養管理も参考にされたい。また栄養ケアは管理栄養士と相談しながら進めるのがよい。

スキン-テア予防の重要性

近年高齢化が進む精神科においては，脆弱な皮膚を有する患者は多くいると考えられ，スキン-テアの予防は重要である。スキン-テアは虐待と間違われることもあり，予防ケアはもちろん，医療者だけでなく患者や家族への教育も必要である。特に精神科では，精神症状の悪化に伴い生命の危機の可能性がある自傷行為や，他者の安全を脅かす他害行為のために，やむを得ず実施される一時的な身体的拘束により，スキン-テア発生の可能性は高い。特に四肢の拘束用具と皮膚の間には摩擦やずれが生じやすいため，四肢の保護が必要となる。

精神科病院あるいは精神病床に特化したスキン-テアの全国的な研究調査は実施されておらず，精神科におけるスキン-テアの実態は十分わかっていないため，ここでは一般的なスキン-テアの発生予防ケアについて内的・外的観点から述べることとする。スキン-テアの予防と管理について詳細に学びたい場合は，『ベストプ

ラクティス スキン-テア（皮膚裂傷）の予防と管理』[16) を参照されたい。

スキン-テアのリスクとしては個体要因と外力発生要因がある[16)。個体要因には，加齢・長期ステロイド／抗凝固薬使用・低活動性・過度な日光曝露・抗がん剤や放射線治療歴・透析治療歴・低栄養状態・認知機能低下などの全身状態，乾燥・鱗屑・紫斑・浮腫・水疱・薄い皮膚などの皮膚状態がある。外力発生要因では，痙攣・不随意運動・不穏行動・物にぶつかるなどの患者行動，体位変換や移動介助・清潔ケア・更衣の介助・医療用テープの使用などの管理状況があげられる。スキン-テア予防においては主に栄養管理，外力保護ケア，スキンケアの3点が重要であるため，それぞれ説明する。

1) 栄養管理

栄養状態の評価として，体重減少率，喫食率，血清アルブミン値を定期的に測定する。低栄養の判断には妥当性のあるツール（Subjective Global Assessment〈SGA〉, Mini Nutritional Assessment-Short Form〈MNA-SF〉など）を用いるとよい。管理栄養士や栄養サポートチームに相談しながら介入し，低栄養状態で経口摂取が不可能な場合は，静脈栄養による栄養補給と，脱水にならないよう水分補給を行う。近年，コラーゲンペプチド含有飲料が皮膚の脆弱性改善に効果があることが報告されている[17)。コラーゲンペプチドに特徴的なアミノ酸であるヒドロキシプロリンを含むジペプチドは線維芽細胞を刺激し，コラーゲン，エラスチン，ヒアルロン酸を合成する働きがあり，スキン-テアのリスクであるドライスキンを有する患者に8週間摂取してもらうと，角質水分量と弾力性が有意に

増加することが明らかとなっている。このような栄養補助食品を導入してもよい。

2) 外力からの保護

無意識に四肢を動かしたり，トイレのため歩行する際など，ベッド柵に接触することがあるため，ベッド柵にはカバーを装着する。ベッド周囲や車イス，患者が移動する環境下では，万が一を考えて，医療機器や家具などの角やフレームにカバーを装着しておくとよい。対象者の四肢にもアーム／レッグカバーを装着すると外力からの刺激を緩衝でき，損傷が予防できる。特にやむを得ず抑制をしなければならない場合，抑制具と接触する部位に創傷被覆材やアーム／レッグカバーをつけるとよい。カバーは柔らかくきつすぎないものをおすすめする。

外力として介護者による接触も含まれる。皮膚が脆弱な高齢者のケアはスライディングシートなどの体位変換補助具を使用し，2人以上で実施する。移乗の際に身体を引きずったり，四肢をつかんだり，寝衣やオムツなどを引っ張らないようにする。拘縮がある場合は，着せやすい素材や伸縮性のあるタイプの寝衣を選択するとよい。

医療用テープを使用する際には，低剥離刺激性の粘着剤（シリコーン系）を選択する。また皮膚被膜剤を使用してからテープを貼付すると，角層剥離刺激が少ない。テープ剥離時は剥離剤でテープの接着部位を浮かせ，皮膚に余分な外力をかけないように注意する。

3) スキンケア

皮膚を洗浄する際には，弱酸性の保湿剤配合洗浄剤をよく泡立てて，手のひらでやさしく洗

い，水圧にも注意をする。洗浄後は，低刺激性で伸びのよいローションタイプの保湿剤を1日2回以上塗布し，皮膚の保湿をはかる。塗布の際には軽く皮膚を押さえるようにして塗布し，決して皮膚をこすらないように気をつける。

まとめに代えて

　精神疾患の治療を受けている患者には，身体活動の著しい低下，栄養状態の不良，不随意運動，そして自傷他害のリスクが著しく高い場合にはやむを得ず身体拘束を受けることがあり，これらによって褥瘡の発生やスキン-テアの発生リスクは上昇することがある。また褥瘡やスキン-テアが発生した場合に，患者の理解を得ながらケアや再発予防を行うことが難しい場合もある。そのため，患者の褥瘡やスキン-テアのリスクを看護師が十分理解し，適切にアセスメントしたうえで予防ケアを実施することにより，発生を未然に防ぐことができ，患者のQOLを保持することが可能となる。

〈引用・参考文献〉
1）一般社団法人日本褥瘡学会編：褥瘡予防・管理ガイドライン．照林社，2009.
2）真田弘美，宮地良樹：NEW 褥瘡のすべてがわかる 第1版．永井書店，p.14，2012.
3）一般社団法人日本褥瘡学会編：褥瘡ガイドブック 第2版，褥瘡発生のメカニズム．照林社，p.114-125，2018.
4）Braden B, N Bergstrom：A conceptual schema for the study of the etiology of pressure sores. Rehabilitation Nursing, 12（1），p.8-12，1987.
5）一般社団法人日本創傷・オストミー・失禁管理学会編：ベストプラクティス スキン-テア（皮膚裂傷）の予防と管理．照林社，2015.
6）Sanada H, Nakagami G, Koyano Y, et al.：Incidence of skin tears in the extremities among elderly patients at a long-term medical facility in Japan：A prospective cohort study. Geriatrics & Gerontology International, 15（8），p.1058-1063，2015.
7）黒川正人，服部亮，金城紅子，ほか：精神神経科患者の褥瘡はなぜ治りにくいのか．日本褥瘡学会誌，8（2），p.160-165，2006.
8）寺師浩人，野口まどか，柳英之，ほか：精神科疾患と褥瘡の発生——人の精神科疾患患者を通して．日本褥瘡学会誌，5（1），p.33-36，2003.
9）日本褥瘡学会実態調査委員会：療養場所別自重関連褥瘡の有病率，有病者の特徴，部位・重症度およびケアと局所管理．日本褥瘡学会誌，20（4），p.446-485，2018.
10）日本褥瘡学会実態調査委員会：療養場所別自重関連褥瘡と医療関連機器圧迫創傷を併せた「褥瘡」の有病率，有病者の特徴，部位・重症度．日本褥瘡学会誌，20（4），p.423-445，2018.
11）日本褥瘡学会実態調査委員会：療養場所別医療関連機器圧迫創傷の有病率，有病者の特徴，部位・重症度，発生関連機器．日本褥瘡学会誌，20（4），p.486-502，2018.
12）Nozawa K, Tamai N, Minematsu T, et al.：Situation of occurrence and morphological characteristics of peressure ulcers among inpatients with mental illness. Journal of Japanese Society of Wound, Ostomy, and Continence Management. 21（1），p.10-24，2017.
13）日本褥瘡学会 教育委員会 ガイドライン改訂委員会：褥瘡予防・管理ガイドライン．日本褥瘡学会誌，17（4），p.487-557，2015.
14）Nakagami G, Sanada H, Konya C, et al.：Evaluation of a new pressure ulcer preventive dressing containing ceramide 2 with low frictional outer layer. Journal of Advanced Nursing, 59（5），p.520-529，2007.
15）Kohta M, Sakamoto K, Kawachi Y, et al.：A single-center, prospective, randomized, open-label, clinical trial of ceramide 2-containing hydrocolloid dressings versus polyurethane film dressings for pressure ulcer prevention in high-risk surgical patients. Chronic Wound Care Management and Research, 2, p.171-179，2015.
16）前掲書5）
17）野本達哉，犬塚久善，肥塚佳果：コラーゲンペプチド含有飲料摂取による高齢者ドライスキン改善についての検討．日本褥瘡学会誌，18（3），p.350，2016.

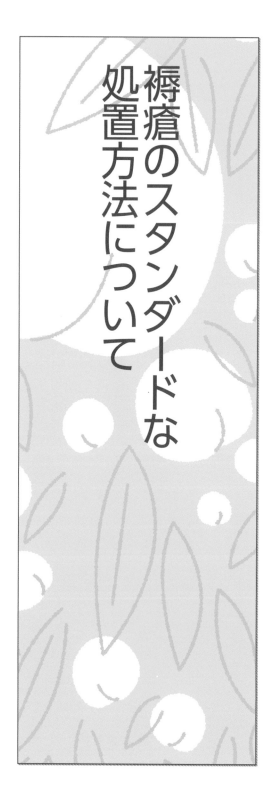

褥瘡のスタンダードな処置方法について

執筆者

国家公務員共済組合連合会東京共済病院（東京都目黒区）
看護主任／褥瘡専従／皮膚・排泄ケア認定看護師
髙橋葉月 たかはし はづき

　2012（平成24）年以降入院基本料の算定要件として褥瘡対策が包括され[1]，日本の褥瘡有病率も低下傾向にある。褥瘡をつくらないための予防ケアが重要であるが，褥瘡発生後はいかに褥瘡を悪化させず，早期治癒させるかが重要になる。今回は褥瘡発生後のケア方法を中心に伝えていく。

改定DESIGN-R®2020

　DESIGN-R®とは褥瘡状態評価スケールである。DESIGN-R®を使い評価することで，大まかな治癒日数の予測，また患者間の重症度の比較など，治療・ケアの効果を客観的に評価できるツールである。診療報酬の入院基本料において，褥瘡状態評価DESIGN-R®が用いられるようになった。近年では，深部から発生するものを深部損傷褥瘡（Deep Tissue Injury：以下，DTI）と位置づけたが，観察方法があいまいであり日本で褥瘡観察の要件に加えることを見合わせていた。しかし，エコーによって早期から脂肪・筋層などの深部組織の変化を可視化できるようになりDTIの判別が可能になったため[2]，DTIを重症度分類に加え，新たにDESIGN-R®2020が報告された[3]。入院基本料の評価は現時点ではDESIGN-R®で行っているが，新しい取り組

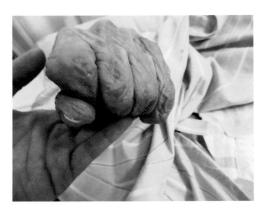

図1　拘縮による握りしめがあり，指骨同士が圧迫されている

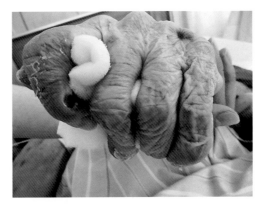

図2　指間に手指拘縮クッションを使用し，除圧対応をした

みとして理解しておくといい。

DTIの定義

DTIは「NPUAPが2005年に使用した用語である。表皮剥離のない褥瘡（stageⅠ）のうち，皮下組織より深部の組織の損傷が疑われる所見がある褥瘡」と定義されている[4]。紫斑のほかに，発赤，浮腫，水疱，びらん，浅い潰瘍などの多様な肉眼的所見のある褥瘡も含まれている。DTIは進行して黒色壊死組織を伴うこともある。ドレッシング材・外用剤どちらを選択する場合でも，経過をきちんと追い，皮膚観察を行うことが重要である。

褥瘡処置の基本

1) 褥瘡発生要因を考え，ケアを見直す

褥瘡発生時，発生要因は何かを考え，要因を取り除くことが必要である。要因を取り除かなければ褥瘡が治癒したとしても，発生をくり返してしまう。患者個体要因（栄養，日常生活動作の低下，関節拘縮，失禁，浮腫）なのか，ケア自体（体位変換，座位保持，スキンケア，体圧分散寝具，介護力など）の問題なのか，まずはなぜ褥瘡発生してしまったのかを振り返ることが大切である。

かつて経験した具体的な事例として，80代男性，拘縮のため常に手を握りしめている状態で指間に褥瘡が発生したことがあった。発生要因は拘縮による握りしめ，指骨同士の圧迫であったので，対策として指間に手指拘縮クッションを使用，除圧対応したところ，1週間で治癒した（図1，2）。

2) 褥瘡の洗浄

消毒しても創は無菌状態にはならない。細菌数減少には消毒よりも洗浄が有効である。

褥瘡の周囲の皮膚は，浸出液，汗，ドレッシング材，排泄物などで汚染されている。褥瘡周囲の皮膚を洗浄することによって感染のリスクを少なくするとともに，表皮化を促進できる。

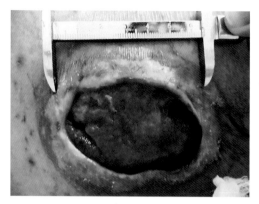

図3　クリティカルコロナイゼーション

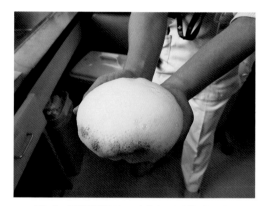

図4　洗浄剤はこのようによく泡立てる

また，創部を洗浄することで，創表面の異物や壊死組織を除去することができる。

　クリティカルコロナイゼーションに対しても洗浄が有効である。褥瘡洗浄をした際，創面にぬめりを感じたことはないだろうか？　クリティカルコロナイゼーションとは細菌数が多くなり，創感染に移行しそうな状態をいう。図3は治癒遅延した症例で，創面は凸凹し，浸出液が多くぬめりを生じていた。創面の清浄化を維持することで感染への移行を防ぐことができる。

(1) 洗浄方法

　洗浄は1日1回，あるいは汚染されたときに行う。

①洗浄剤をよく泡立てる (図4)

　石けんに含まれる界面活性剤はpH9～11でアルカリ性が多い。皮膚には弱酸性に戻そうとする緩衝作用があるが，高齢者の皮膚は皮膚脆弱化から弱酸性に戻りにくい。最近では弱酸性ながら十分な洗浄効果をもつ製品も多いため，弱酸性洗浄剤の使用がよい。また，泡タイプの洗浄剤を使用すると便利である。

②創と創周囲の皮膚を泡で洗う

　ゴシゴシ洗うと新しい肉芽や皮膚を損傷する危険があるので注意する。洗浄の範囲は，固定テープの粘着剤などによる皮膚障害を防ぐため，テープ貼付部を超える範囲までしっかり洗浄する。その後，38度程度の微温湯で洗浄剤を洗い流し，水分を押さえ，拭きとる。

3) 褥瘡深達度 (Depth) の判断

　深達度や感染状況で処置方法，ドレッシング材や外用剤の選択方法が変わるため，褥瘡深達度を理解することが大切である。DTIの状態をd1と誤って評価される場面も少なくないため，見極め方のポイントも含め表1に示す。

ドレッシング材の選択

1) ドレッシング材の適応と禁忌

　最近では市販でも購入可能な製品も販売されているが，使用方法を間違えると創が悪化し，健常皮膚にも影響する場合があるため，まずはドレッシング材使用の効果・目的を理解しておく必要がある。

　傷（急性・慢性）を治す大前提として，「感染

表1　褥瘡深達度（Depth）とドレッシング材／外用剤の判断

	深達度	観察視点	ドレッシング材／外用剤	写真
d0	皮膚損傷なし 発赤なし	褥瘡が治癒した状態	〈ドレッシング材〉 ・ポリウレタンフィルム ＊保険適応なし 〈外用剤〉 ・アズノール軟膏 ・ワセリン	
d1	持続する発赤	指で押しても消退しない	〈ドレッシング材〉 ・ポリウレタンフィルム ＊保険適応なし 〈外用剤〉 ・アズノール軟膏 ・ワセリン	
d2	真皮までの損傷	創縁と創底に段差がない 水疱も含まれる	〈ドレッシング材〉 ・ハイドロコロイド ＊皮下組織にいたる欠損用ドレッシング材を使用した場合は保険適応外となるので注意 〈外用剤〉 ・アズノール軟膏 ・プロスタンディン軟膏 ・アクトシン軟膏 ・亜鉛華軟膏	
D3	皮下組織までの損傷	創底と創底に段差がある。浸出液が多い場合は感染兆候があるため要注意	〈ドレッシング材〉 感染兆候がない場合使用可 ・ポリウレタンフォーム ・ハイドロファイバー 〈外用剤〉 ・プロスタンディン軟膏 ・アクトシン軟膏 ・フィブラストスプレー ・ゲーベンクリーム ・イソジンシュガーパスタ軟膏 ・カデックス軟膏	
D4	皮下組織を超える損傷	筋膜，筋肉，腱，骨のいずれかが見える状態。浸出液が多い場合は感染兆候がるため要注意	〈外用剤〉 ・ゲーベンクリーム ・イソジンシュガーパスタ軟膏 ・カデックス軟膏 ＊専門的治療が必要	

D5	関節腔，体腔に至る損傷	関節腔，体腔にいたる状態。浸出液が多い場合は感染兆候があるため要注意	〈外用剤〉 ・ゲーベンクリーム ・イソジンシュガーパスタ軟膏 ・カデックス軟膏 ＊専門的治療が必要	
DDTI	深部損傷褥瘡疑い	限局性の紫色・栗色皮膚変化，血疱も含まれる	＊ドレッシング材の使用は可能だが，皮膚観察ができるドレッシング選択がよい。浸出液がみられた場合は処置変更が必要になる	
DU	深さ判定が不能	壊死組織で覆われていて，深さ判定不能な場合も含まれる	〈外用剤〉 ・ゲーベンクリーム ・イソジンシュガーパスタ軟膏 ・カデックス軟膏 ＊専門的治療が必要	

コントロール」「適度な湿潤環境の維持」「壊死組織の除去」が重要だ。つまり傷を治すには，感染がなく，ある程度の湿潤環境が大切ということである。ドレッシング材には，①創面を覆い創面に湿潤環境を形成する，②乾燥した創を湿潤させる，③浸出液を吸収し，保持するという3つの機能がある。この3つの機能を活用することで創面環境が維持され，創治癒に結びつく。

また，ドレッシング材使用に，感染兆候のある創，炎症期にある創には使用できないという禁忌がある。感染兆候・炎症期にある創に使用することで細菌の繁殖を引き起こし，感染を悪化させてしまうからだ。外科的デブリードメントを併用してドレッシング材を使用する場合もあるが，専門的知識が必要になるため，基本的にはドレッシング材は使用せず外用剤で対応す

ることが望ましい。最近ではクリティカルコロナイゼーションに有用な抗菌効果が期待できるドレッシング材もある。

2) ドレッシング材の種類

使用適応としては，褥瘡の深達度d1〜D3または褥瘡予防で使用する場合が多い。今回は現場で処置することが多いd1〜D3褥瘡に対して使用可能なドレッシング材の特徴や使用方法について記載していく。ハイドロコロイド（表2，図5〜7），ポリウレタンフォーム（表3，図8〜10），ハイドロファイバー（表4，図11〜12），ポリウレタンフィルム（表5，図13〜15）に分け，それぞれ表に示した。選択方法は表1を参照していただきたい。

表2　ハイドロコロイドの特徴（製品例：図5~7）

特徴
・湿潤環境を保持できる ・閉鎖環境をつくり，血管新生を促進する ・細菌や汚染から保護する ・創内の保湿効果 ・弱酸性の環境
適応と注意
・過剰な浸出液を吸収する機能はないため，浸出液の少ない層に使用 ・びらん～真皮層（d2），場合により脂肪層（D3）までの創に使用 ・感染している創には使用不可 ・基本的には1週間以内の交換が必要 デュオアクティブET／CGFの使い分け方としては，ハイドロコロイド（ゲル化）の量がCGFのほうが多いため，浸出量を見て少量であればデュオアクティブETを貼付する。ET貼付後にすぐに溶解する，交換頻度が頻回であればCGFへ変更がよい。
貼付のポイント
創より3cm大きくカットし，創をしっかり覆う大きさで貼付するとよい。 「デュオアクティブを貼ったのにすぐに剥がれてしまう」という経験はないだろうか？　筆者も病院内でよくうける相談の1つであるが，原因として，患者の体にずれ力が生じている，サイズカットが小さく健常皮膚に密着していない，ドレッシング材交換時期が遅く粘着作用が低下していることがある。なぜ剥がれてしまうか原因のアセスメントも大切である。

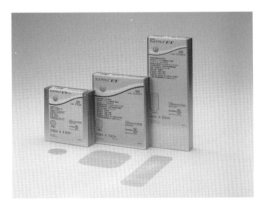

図5　デュオアクティブET（コンバテックジャパン）

図6　レプリケアET（スミス・アンド・ネフュー）

外用剤の選択

　基本的には医師の指示・処方にもとづき処置を実施するが，直接ケアする看護師も外用剤の特性を理解し，使用していくことが大切である。

　褥瘡の局所治療に用いる外用剤は多種多様である。外用剤にはそれぞれ特性があり，特に褥瘡などの潰瘍面においては創の浸出量に応じて選択される基剤特性が変わるため[5]，創傷過程

表3　ポリウレタンフォームの特徴（製品例：図8〜10）

特徴
・吸収フォームは自重の10倍の吸収力がある ・3層構造でできている ・表面は非固着性ポリウレタンのため，創および創周囲皮膚を損傷しない ・適度なクッション性があり，疼痛の軽減・創部への衝撃緩和がはかれる ・銀含有製剤は，銀イオンによる抗菌作用もあわせもち，感染をまねきやすい潰瘍でも対応できる
適応と注意
・感染のない浸出液が多い創に使用 ・肉芽組織増殖期に使用 ・基本的に1週間以内で貼り換え，浸出液がパットを超えるようであれば交換が必要
貼付のポイント
基本的な四角形以外にも，踵に合うヒールタイプ，仙骨に合わせたタイプ，粘着素材付タイプがあるので，創傷に合わせて選択するのもよい

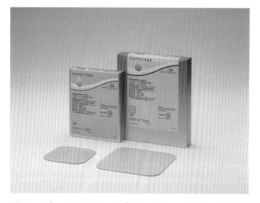

図7　デュオアクティブCGF（コンバテックジャパン）

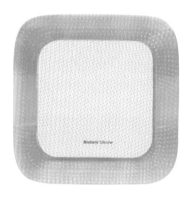

図8　バイアテン　シリコーンプラス（コロプラスト）

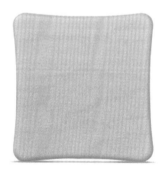

図9　ハイドロサイト プラス（スミス・アンド・ネフュー）

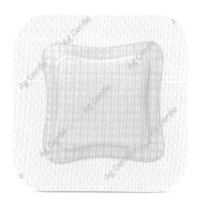

図10　ハイドロサイト ジェントル銀（スミス・アンド・ネフュー）

表4 ハイドロファイバーの特徴（製品例：図11～12）

特徴
・ハイドロファイバー繊維内に浸出液を保持する ・ゲル化し，創面に固着しないので，二次損傷を防止できる ・自重の約30倍の吸収力がある ・銀含製剤は抗菌効果が期待できるため，クリティカルコロナイゼーションに有用
適応と注意
・皮下組織にいたる深さの創に適応 ・肉芽組織増殖期に移行している創で浸出液が多量に認められる創，感染していない創に適応
貼付のポイント
創縁より若干大きく，創周囲の健常皮膚を被覆できる大きさに調整する。製品の上からガーゼドレッシングまたは，閉鎖性ドレッシングで覆い，固定する

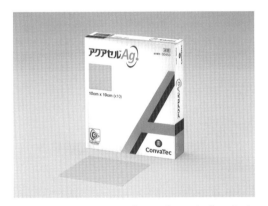

図11　アクアセルAg（コンバテックジャパン）

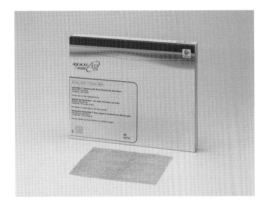

図12　アクアセルAg BURN（コンバテックジャパン）

表5 ポリウレタンフィルムの特徴（製品例：図13～15）

特徴
・透湿性があり，健常皮膚の浸軟を防ぐ ・液体や細菌は透過させないため，外部汚染から貼付部を保護できる ・持続する発赤（d1）に使用 ・摩擦・ずれ予防に使用
適応と注意
・浸出液のある創，感染創には使用しない。なお，マルチフィックスロール，優肌パーミロールは創面への使用不可 ・健常皮膚保護を目的として直接貼付可能 ・ドレッシング材の二次ドレッシングとして使用し，創汚染と創周囲皮膚の浸軟を予防する
貼付のポイント
貼付方法によっては剥がれてしわになり，ズレや圧迫の原因となるので貼付部位によってポリウレタンフィルムの形状を選択する。腸骨や大転子には楕円形，仙骨・尾骨部，踵部には楕円形にフィットするよう切込みを入れて貼付するなどの工夫が必要（図16）。

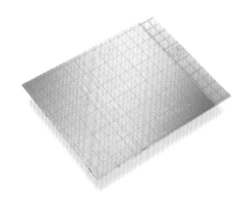

図13　オプサイト ウンド（スミス・アンド・ネ
　　　フュー）

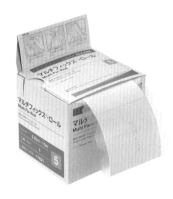

図14　マルチフィックスロール（アルケア）

表6　肉芽形成促進，創縮小に使用する外用剤

一般名（商品名）	使用方法，注意
ジメチルイソプロピルアズレン（アズノール軟膏）	・1日1回洗浄し，塗布 ・抗炎症作用と浮腫抑制作用がある
アルプロスタジルアルファデクス（プロスタンディン軟膏）	・1日1回洗浄し，塗布 ・上皮化促進目的に使用 ・出血傾向のある患者は，出血増量のおそれがあるため注意 ・壊死組織には使用できない
酸化亜鉛（亜鉛華軟膏）	・保護作用，軽度の防腐作用があり炎症を抑え組織修復を促す ・水疱の保護目的に使用
トラフェルミン（フィブラストスプレー）	・細胞の増殖や分化を促し，強力な血管新生作用がある ・冷所保存 ・薬価が高い ・溶解後10度以下の冷暗所に保存し，2週間以内に使用 ・感染創には使用禁忌 ・特殊な使用方法がある[6]
ブクラデシンナトリウム（アクトシン軟膏）	・1日1回洗浄し，塗布 ・壊死組織には使用できない ・過量投与で利尿，嘔吐が発現したという報告がある

のアセスメントが重要になる。

1）肉芽形成促進，創縮小に使用する外用剤（表6）

　浸出液の少ない創をガーゼで被いガーゼが創面に固着すると，交換時に再生した組織を傷つけることがあり，治癒遅延することもある。外用剤を多めに塗布する，非固着性ガーゼを選択するなどの工夫が必要である。

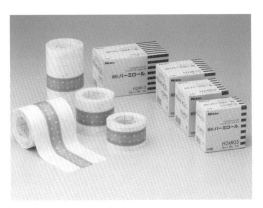

図15　優肌パーミロール（ニトムズ）

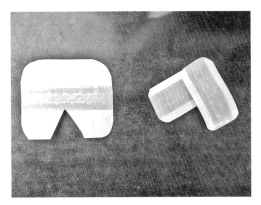

図16　一例として，仙骨部の貼付には切れ込みを入れる（左），V字貼りをする（右）などの工夫を要する

表7　炎症・感染がある場合に使用する外用剤

一般名（商品名）	使用方法，注意
カデキソマー・ヨウ素（カデックス軟膏）	・1日1回，浸出液多い場合は2回洗浄し，塗布 ・感染・炎症のある創に使用可 ・浸出液が多い創に使用 ・ヨードアレルギーがある場合は使用禁忌 ・刺激感，疼痛がある場合は使用を控える ・カデックス＞ユーパスタコーワの順で浸出吸収量が多い
ポビドンヨード・シュガー（イソジンシュガーパスタ軟膏，ユーパスタコーワ軟膏）	・1日1回，浸出液多い場合は2回洗浄し，塗布 ・感染・炎症のある創に使用可 ・浸出液多い創に使用 ・ヨードアレルギーがある場合は使用禁忌 ・刺激感，疼痛がある場合は使用を控える
スルファジアン銀（ゲーベンクリーム）	・1日1回，洗浄し，塗布 ・感染・炎症のある創にも使用可 ・浸出液が少ない創に使用

2）炎症・感染がある場合に使用する外用剤（表7）

　薄い殺菌剤軟膏を長時間創面に接触させることで，細菌に対して殺菌的な作用が期待できる外用剤である。使い方の違いとしては感染力が強く浸出量をみて判断する。いずれも殺菌剤濃度は比較的低く，創面に長時間用いても薬効が持続するような特徴がある。

3）外用剤を使用した症例

（1）浸出液の多い感染創（図17）

（2）大転子と腸骨，硬く固着した壊死褥瘡（図18）

〈引用・参考文献〉

1）厚生労働省：平成24年度診療報酬改定について，2．個別改定項目について．https://www.

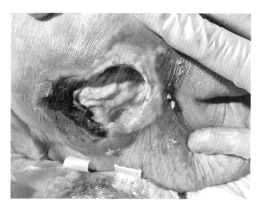

図17　イソジンシュガーパスタ軟膏と外科的デブリードメントで壊死組織除去，感染・浸出コントロール。約2週間で良性肉芽盛り上がり，創面も清浄化した

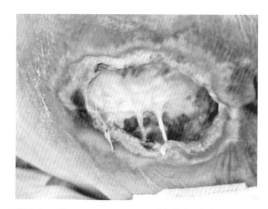

図18　ゲーベンクリームと外科的デブリードメントで壊死組織除去，感染・浸出コントロール。1週間後，黒色壊死組織除去され創底確認できるようになった

mhlw.go.jp/bunya/iryouhoken/iryouhoken15/dl/gaiyou_kobetu.pdf（2021年11月11日最終閲覧）
2）真田弘美：褥瘡状態評価スケールDESIGN-R®2020. ExpertNURSE，37（3），p.21，2021.
3）一般社団法人日本褥瘡学会：改定DESIGN-R®2020. http://www.jspu.org/jpn/info/design.html（2021年11月11日最終閲覧）
4）一般社団法人日本褥瘡学会：用語集【深部損傷褥瘡】．http://www.jspu.org/jpn/journal/yougo.html（2021年11月11日最終閲覧）
5）日本褥瘡学会編：褥瘡ガイドブック　褥瘡予防・管理ガイドライン　第3版．照林社，p.29，2012.
6）科研製薬株式会社：褥瘡・皮膚潰瘍治療剤フィ

ブラスト®スプレー250／500　トラフェルミン（遺伝子組み換え）製剤．http://fiblast.jp/howto.html（2021年12月2日最終閲覧）
7）前掲書5），p.43-79.
8）内藤亜由美，安部正敏編：スキントラブルケアパーフェクトガイド—病態・予防・対応が全てわかる！．学研メディカル秀潤社，p.224-234，2013.
9）前川武雄編：ドレッシング材のすべて—皮膚科医による根拠に基づく選び方・使い方．学研メディカル秀潤社，p.66-153，2015.
10）穴澤貞夫監修，倉本秋，柵瀬信太郎，三浦英一朗，渡辺成編：ドレッシング—新しい創傷管理改訂．へるす出版，p.9-13，2005.

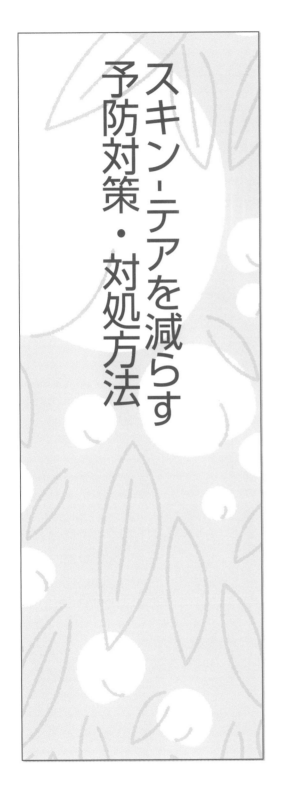

スキン-テアを減らす予防対策・対処方法

執筆者

社会医療法人信愛会交野病院（大阪府交野市）
皮膚・排泄ケア特定認定看護師
溝口恵理 みぞぐち えり

スキン-テアとは

　摩擦・ずれによって，皮膚が裂けて生じる真皮深層までの損傷（部分層損傷）のことをスキン-テアといいます。

　みなさんは，患者さんが知らないうちに皮膚が裂けていた，表皮剥離していたという経験はないでしょうか？　気がついたら腕から出血があった，足から出血しているが，いつ出血したのかわからないなど，私たち看護者・介護者の何気ない行動や介助がスキン-テアにつながることがあります。またスキン-テアは，内出血や出血を伴い，その見た目から虐待と間違われることもあります。そのためスキン-テアを理解し，適切な予防とケアを行うことが重要になってきます。

スキン-テア保有者の概要

　日本創傷・オストミー・失禁管理学会の調査では，スキン-テア保有者の平均年齢（標準偏差）79.6（12.5）歳であり，高齢になるほどはスキン-テアが発生しやすくなっています。性別の割合は男性62.2％，女性37.8％で男性のほうがスキン-テアを起こしやすい状況に陥っている

表1　スキン-テアの発生部位（N＝925）[1]

部位	部位数	%
右上肢	302	32.6
左上肢	301	32.4
右下肢	102	11.0
左下肢	83	8.9
その他	137	14.8

表2　剤形ごとの保湿力・持続力

	化粧水	ローション	クリーム	軟膏
浸透性	◎	○	○	△
被膜性	△	○	○	◎
伸ばしやすさ	◎	○	○	△
持続性	△	○	○	◎

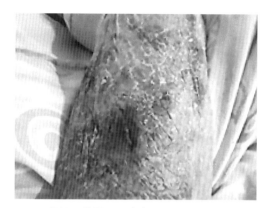

図1　乾燥した皮膚とスキン-テア

燥，紫斑のある患者さんは特に要注意であることがわかります（図1）。

　スキン-テアを予防するためには，まずは皮膚の乾燥を防ぐ，紫斑をつくらないことが重要になってきます。

スキン-テアは予防対策が重要！

　スキン-テアを防ぐためには「保湿と保護」をすることが重要です。皮膚の乾燥を防ぐには保湿剤を塗布することが効果的です。保湿剤にも，いろいろな剤形がありますが，脆弱な皮膚の患者さんに対しては，塗布時に皮膚に負担の少ない・伸ばしやすい，持続性のあるローションタイプ，クリームタイプがお勧めです（表2）。なお，ローションタイプ・クリームタイプの保湿剤一例は図2です。

　保湿剤を塗るタイミングは入浴直後に塗布することをお勧めしますが，入浴直後にこだわりすぎず，保湿剤を毎日継続して塗ることが重要です。継続して塗布できるよう声かけを行っていきましょう。

ことが考えられます。また，日常生活自立度の割合はC2（自力では寝返りができず，ベッド上で常時臥床している）患者が52.4％ともっとも多くなっています。

　スキン-テアは四肢に発生しやすいと言われていますが，特に上肢に発生しやすいです（表1）[1]。

　では，スキン-テアはどのようなときに発生しているのでしょうか日本創傷・オストミー・失禁管理学会の調査では，テープ剥離時17.5％，転倒した11.8％，ベッド柵にぶつけた9.9％などのときに発生していますが，原因不明が20.6％であり，知らない間・気がつかない間にスキン-テアが起こっていることがわかります[2]。

　スキン-テアを起こした患者さんの周囲皮膚の状態はどのような状況なのでしょうか？　スキン-テアを起こしている患者さんの7割以上の方に皮膚の乾燥がみられています[3]。皮膚の乾

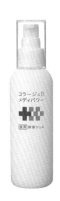

図2　コラージュDメディパワー（持田ヘルスケア）

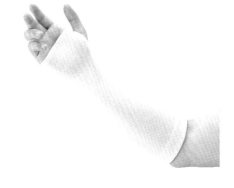

図3　制菌・ストッキネット（アルケア）

保護

　保護は，患者さん自身を保護する方法と患者さんの周辺環境を保護する方法の2つがあり，同時に実施することで，スキン-テア予防につながります。

1) 患者自身の保護について

　皮膚を保護する方法として，アームカバー，レッグカバーが効果的です。

　また，半袖ではなく長袖を着用し皮膚の露出を避けるようにします。皮膚保護用の専門カバーも販売されておりますが，購入までに時間がかかったりすることがあると思います。いますぐ使用したい時など代用品として，ギプスの下巻きに使用する筒状包帯や市販されているアームカバーなどを代用してもいいと思います（図3）。まずは皮膚の露出を避けることが第一です。

2) 患者さんの周辺環境を保護

　患者さんは足をベッド柵にぶつけたり，足を挟んだりし，スキン-テアを起こしてしまうことがあります。スキン-テア予防のために専用のカバー柵を取りつけることをお勧めしますが，すぐにできる対応としては，柵をエアーキャップで保護し，その上にカバーをかけることで，皮膚が直接柵に触れずスキン-テア発生を予防することができます。

(1) ベッド柵の保護（図4, 図5）
①エアーキャップで柵を保護します
②その上にカバーをかけます。
(2) 車イスフレームの保護方法（図6）
　車イス移乗時にフットレフトに足をぶつけてスキン-テアを起こすとこがあります。フットレストを保護することで，予防につながります。

保湿

　保湿剤は，毎日継続して塗ることでスキン-テア予防につながります。1日2回以上塗ること

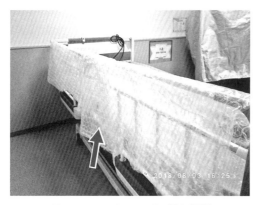

図4　エアーキャップで柵を保護

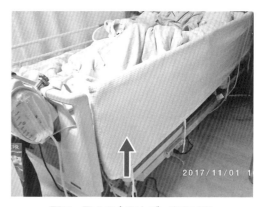

図5　図4の上にカバーをかける

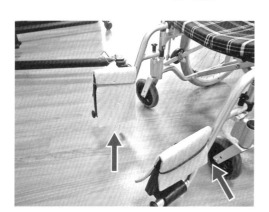

図6　市販品などがない場合，クッション性のあるスポンジで保護しても可

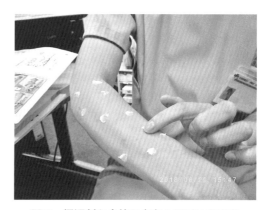

図7　保湿剤を全体に点在させていきます

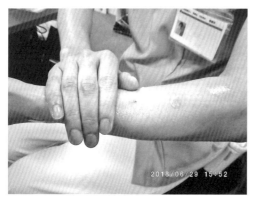

図8　皮溝にそってやさしく塗っていきます

をお勧めします。保湿剤の塗り方は図7，図8

のとおりです。参考までに保湿剤塗る前（図9），保湿剤塗布2時間後の皮膚（図10）を示しました。

　図11は皮膚の保湿状況をモイスチャーチェッカーで2週間測定したものです。保湿剤を1日2回塗布することで，保湿効果が高まっていることがわかります。毎日継続して塗ることがスキン-テア予防につながります。

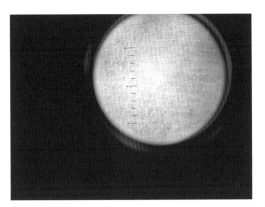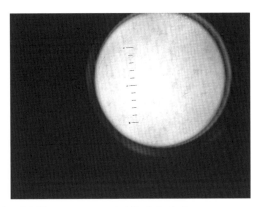

図9，10　保湿剤を塗ることで皮膚の乾燥が改善されていることがわかります

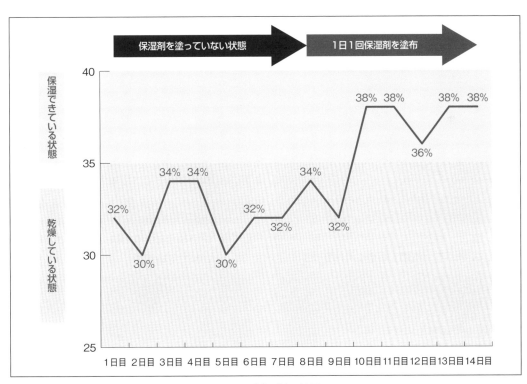

図11　保湿剤の効果

医療用テープの貼り方・はがし方

引用・参考文献[2]でも示されているように医療用テープの使用時にもスキン-テアが発生しやすいことがわかっています。図12〜15に医療用テープの貼り方，図16〜19に医療用テープのはがし方を示しました。

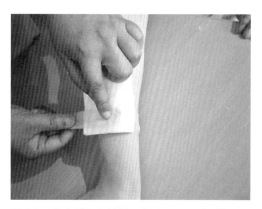

図12　中央部から外側に向けてテープを貼ります

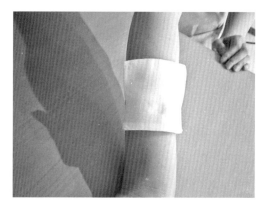

図13　両サイドにテンションをかけずにテープを貼っていきます

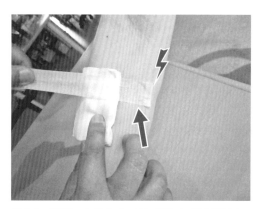

図14　間違った貼り方。引っ張りながら貼ると，スキン-テアを起こしやすくなります

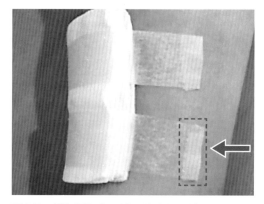

図15　折り返しをつけておくとはがすときにはがしやすいです

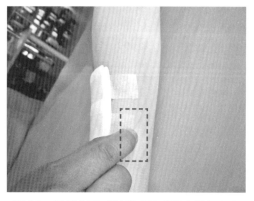

図16　はがす際には折り返し部分を持ちます

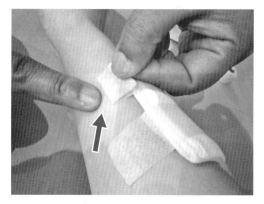

図17　テープを180°反転させ，皮膚を押さえながらゆっくりとはがします

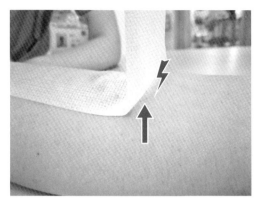

図18　テープをはがすときのポイントとして，皮膚にテンションをかけないことが重要

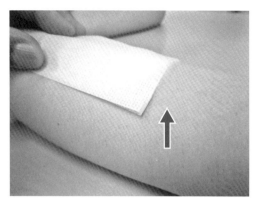

図19　皮膚にテンションがかかっていない状態

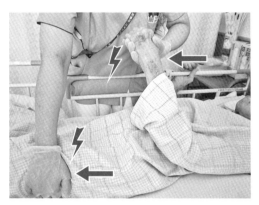

図20　間違った体の保持。手を掴み引っ張ることでスキン-テアを起こしてしまいます

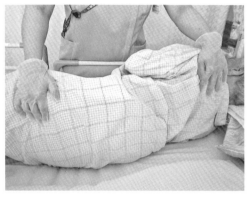

図21　正しい体の保持。肩と腰を持ち，ゆっくりと体位交換しましょう

体位交換時

　医療用テープの使用時と同じく，体位交換時におけるスキン−テアの防止も重要です。体位交換時などどうしても手や腕だけをひっぱってしまったりすることがあります。腕を引っ張ることでスキン-テアを起こしてしまいますので，体位交換時は肩と腰部を支えながらゆっくり体位交換を行います（図20，図21）。

それでもスキン-テアが発生してしまったら

　これまで述べてきた対策をとっていたとしても，スキン-テアが発生してしまった場合の対応を図22〜29に示します。なおスキン-テアが起きてしまったらSTAR（Skin Tear Audit Research）分類を用いて記録を残しておくといいでしょう[4]。

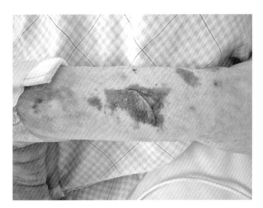

図22　出血していないか確認します（出血がある場合は圧迫止血をします）

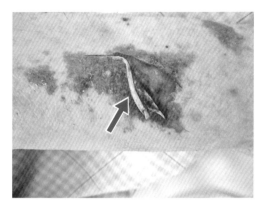

図23　皮弁があるかを確認（内側に丸まっていることがあるので，注意深く確認します）

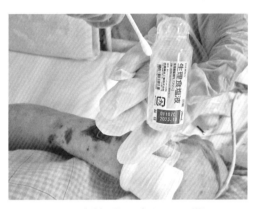

図24　汚れや血種を取り除くために微温湯または生理食塩水で洗い流します。綿棒を生理食塩水に浸します

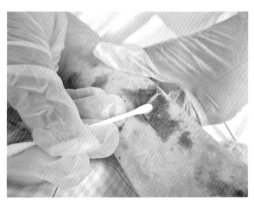

図25　綿棒を使って少しずつ皮弁を延ばしていきます（無鉤鑷子を使って戻しても可）

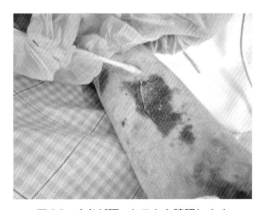

図26　皮弁が戻ったことを確認します

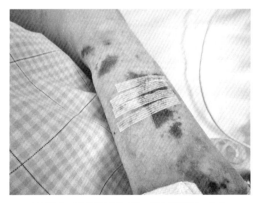

図27　皮膚接合用テープで固定します

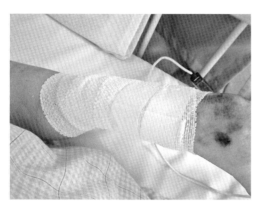

図28　非固着性ガーゼで保護し，皮膚に直接テープを貼らず包帯で固定します

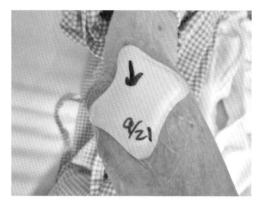

図29　ポリウレタンフォームなどで固定する方法。はがす方向を書いておけば皮弁固定を妨げません

最後に

　高齢化に伴い，スキン-テアを起こす患者さんは今後も増加していくことが予想されます。患者さんおよびその家族の方が安心して医療を受けられるよう，私たちはスキン-テアへの正しい予防対策，対処方法を実践していくことが大切になってきます。

〈引用・参考文献〉
1）一般社団法人日本創傷・オストミー・失禁管理学会編：スキン-テア(皮膚裂傷)の予防と管理．照林社, p.13, 2015.
2）前掲書1), p.12.
3）前掲書1), p.14.
4）一般社団法人日本創傷・オストミー・失禁管理学会：https://jwocm.org/topics/wound-care/w-003/（2021年11月20日最終閲覧）

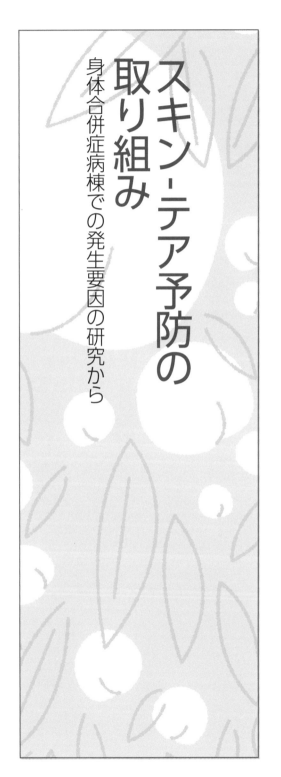

スキン-テア予防の取り組み

身体合併症病棟での発生要因の研究から

執筆者

医療法人桜桂会犬山病院（愛知県犬山市）
看護師
林田朋美 はやしだ ともみ

同 看護師
青木多香 あおき たか

はじめに

　医療法人桜桂会犬山病院（以下，当院）は385床の精神科単科の病院で愛知県の最北端，犬山市にある。

　精神科救急病棟・地域移行機能強化病棟・一般精神科病棟など8つの病棟（1つは休床中）で構成される。法人内には地域活動支援センター・相談支援事業所・訪問看護ステーション・就労継続支援B型・グループホームなど地域に根差した施設も完備している。認知機能リハビリテーション・社会認知機能リハビリテーション・SST・作業療法など精神科リハビリテーションにも力を入れている。

　今回は，一般精神科病棟のなかの「身体合併症病棟」（以下，当病棟）での取り組みをご紹介する。

　当病棟は50床の身体合併症病棟で平均年齢79.3歳，生活自立度は低く介護度は高い。ほとんどの患者が要介助入浴者で常時約20名の機械浴を行っている。

　ある日の入浴介助中，「○○さん，スキン-テ

アができました」と報告が入る。担当ナースは手際よく皮弁を戻し，皮膚接合用テープで固定して創傷被覆材を貼付する。そんな様子を見ていると，まだスキン-テアが病棟スタッフに浸透していなかったころのある患者を思い出す。

その患者は，認知症で嚥下機能が低下して誤嚥性肺炎をくり返し，低栄養でるい痩が著明となって，さらにターミナル期に移行していった。治療で絶食期間も長期になり，全身状態も悪化の一途をたどるばかりで，身体を動かすたびにスキン-テアを発症し続けることにたいへん苦慮していた。

たとえば，体位変換時に背部に敷いたバスタオルで身体を持ち上げる行為により背面の皮膚が引っ張られ体幹や背部に，枕の位置を整えるため頸部を腕で持ち上げると頸部に，といった具合に四肢だけでなく全身のあらゆる部位に発症をくり返した。どんなにやさしく気をつけていても発症し，身体に触れることを躊躇してしまうこともあった。

この患者は全身状態悪化，ターミナル期という面を持ち合わせていたが，病棟のほかの患者に目を向けてみると，同じ患者がスキン-テアをくり返し発症している特徴があった。「この患者さん，皮膚が弱いよね」と病棟スタッフの多くが認識していることにも気づいた。

このように入浴や更衣，体位変換や移乗動作の介助など，その患者自身に必要不可欠なケアでの発症が多く，患者は傷つき，痛みを感じ，医療スタッフも自責の念に苛まれる。その一方で，患者家族が虐待ではないかと不信感を抱くおそれもあり，スキン-テアについて理解と対策の必要性を感じていた。

精神科特有の要因と身体合併症病棟の特有の要因

スキン-テアをくり返し発生する患者の共通の要因を明らかにすることが今後のケアにつながると考え，スキン-テアを理解するための文献を探していたところ，2014（平成26）年日本創傷・オストミー・失禁管理学会が行った実態調査があった。全体の粗有病率は0.77％であったのに対し，診療科別の平均有病率で精神科は0.20％と低値を示していた[1]。はっきりと有病率を出したわけではないが，当病棟は0.20％より高率の印象があったが，低値になっている原因は何か，また精神科特有の身体拘束や精神症状がスキン-テアの発生には影響はないかと疑問に思い，精神科単科病院の病棟における特殊性の有無についても調査した。

調査する項目は，スキン-テアリスクアセスメント用紙を参考にした[2]。精神科に特化した発生要因を調査するための項目については，調査者の力量に左右されては正確な値にはならないと考え，できるだけ簡略化したもので臨床でも使用している「興奮鎮静スケールRASS：Richmond Agitation-Sedation」[3]を追加した表1に示す項目で調査用紙を作成した。

1）全8病棟のスキン-テア発症者実態調査

院内は急性期や慢性期の患者の状態やADLなどで病棟が分かれており，精神科単科病院での特殊性の調査には，それぞれの病棟看護師から聴取することが必要と考えた。しかしながらスキン-テアが新しいワードでなじみがないこともあり，言葉だけではイメージしづらいと考

特集

表1 身体合併症病棟でのスキン-テア発症者の状態，特徴

	A氏	B氏	C氏	D氏	E氏	F氏
年齢	80代	90代	80代	80代	80代	80代
性別	男性	女性	男性	男性	女性	女性
疾患名	認知症	認知症	認知症	認知症	認知症	統合失調症
日常生活自立度	C2	C2	C2	C2	C2	C2
RASS	0〜3	0〜3	0〜1	0	0	0〜2
発生部位	左前腕	左手背	右下腿	右第1指	右前腕	右第1趾
発生状況	オムツ交換時	食事介助時	入浴時	入浴時	車イス移乗時	不明
抗凝固剤	なし	あり	なし	なし	なし	あり
乾燥・落屑	あり	あり	あり	あり	あり	あり
紫斑	あり	あり	あり	あり	なし	あり
星状瘢痕	あり	あり	あり	あり	あり	あり
予防対策	なし	なし	なし	なし	なし	なし

え，視覚的にわかりやすいように写真を用いたボードをつくり，任意の1日を選択し各病棟をまわり，看護師に対してインタビュー方式で行った。

2) 身体合併症病棟のスキン-テア発症者実態調査

任意の1日以降の2か月間の発生者について1) の調査と同じ用紙で調査した。

3) 全病棟のスキン-テア発症者実態調査の結果から

任意の1日，およびその日以前の発症者は0人であった。しかし研究期間中での任意の1日以前においては，21名の既往者が存在していた。身体合併症病棟18名，急性期病棟1名，慢性期病棟2名，男性7名，女性14名，年齢区分は60歳から91歳，平均年齢は83歳である。そのうち，60代の2名は血中アルブミン値が2.5g/dlと低値であった。この2名については，長年刺激性の便秘薬を服用し続けた結果，腸管での栄養が十分吸収されないことや，向精神薬の影響でむせ込みやすく，食事をかき込んで食べるということがあった。そうした患者側の要因も含めミキサー食を摂取せざるを得ないなどの要因があり，高齢でなくてもアルブミン値が低く低栄養となり発症のリスクを高めていると考えられた。疾患別では統合失調症11名，認知症6名，うつ病2名，双極性障害1名，不安神経症1名であった。

この調査によると任意の1日では有病者は0%となり，全国調査の0.20%と比較して更に低値となった。精神科では不穏・けいれん・不随意運動・物にぶつかるなど患者行動そのものと，その行動を制止し患者の安全を守るべく行われる身体拘束も重大な外力発生要因となることが予測されたが，任意の1日以前の既往者や以降の発症者も身体合併症病棟が突出して多かっ

た。今回の全病棟の調査ではスキン-テアの写真を用いたが，3病棟でのみ既往者の報告があった。スキン-テアの認知度が低かったことや，受傷してもほとんどの場合は数日で治癒にいたることから，その場面にいなかったスタッフが知らない間に治癒し，処理された可能性が既往者の報告の少なさの要因と考えられ，周知徹底のために全看護スタッフの講習会が必要と考えられた。また身体合併症病棟で既往者の報告が多い要因として，75歳以上が半数以上で日常生活自立度がC2の患者が35％と，介護度が高い病棟で褥瘡管理にも力を入れていたことからスタッフが皮膚観察に優れていたとも考えられた。

身体合併症病棟における発生者と特徴

任意の1日以降の2か月間の発生数は身体合併症病棟の6名のみであり，表1にその特徴をまとめた。平均年齢は83歳，1名のみ統合失調症であるがあとの5名は認知症であった。日常生活自立度は全員（自力で寝返りも打てない）C2でRASSでは（覚醒／穏やか）スコア0であるが援助時に一時的にスコア1（落ちつきのない）や2（興奮した）状態が各1名，3（非常に興奮した）が2名であった。発生部位は圧倒的に四肢が多く，前腕が2名，手背，指，下腿，足趾が各1名であった。発生状況は入浴時が2名で，車イス移乗時，排泄食事介助時，不明が各1名であり，全員に乾燥，落屑，星状瘢痕が多数見られた。2名は抗凝固剤を服用していた。

1）スキン-テアを発症した患者の様子

A氏は認知症で，BPSDの内服治療を行う過程で誤嚥性肺炎をくり返し，点滴治療を行うにも末梢ルートの確保も困難であった。高齢で，家族も積極的な治療は望まず，ターミナルへの移行で皮膚は乾燥し，トラブルは絶えなかった。スキン-テアだけでなく褥瘡も発生してしまう経過をたどった。創傷被覆材を貼付するが，その交換でまた皮下出血や再度スキン-テアが発生し，看護スタッフもこころを痛めた症例であった。

D氏はうつ病であるが認知症も進行していた。経口摂取はミキサー食で，誤嚥のリスクは高い。上肢には拘縮もあり緊張も強く，更衣などでもスキン-テアを発症することがあった。精神科は治療の場である一方，生活の場でもあることから，身体合併症病棟でも作業療法が行われる。夜間の睡眠を確保するためにも日中は離床して生活リズムを整えることが基本で，車イスに乗車できる患者は離床し，作業療法に参加している。そのため午前中は離床，午後は入床と，外力発生要因の頻度も高かった。

この調査では日常生活のすべての場面で介助を必要とする認知症患者が83％で，必要な援助場面での発症も83％であった。発症場面を分析すると，たとえばA氏はオムツ交換時に興奮して上肢を使い介助者をたたこうとする行為，B氏は食事の途中で介助者の手を振り払うなどの行為があり，介助者がその行為を制止しようとした際に患者の上肢をつかんだことで発症にいたってしまったようである。これらのことから，援助される側の患者の状況認知が正しく行われておらず，突然不穏や興奮することが4名でみられ，援助者による上下肢の保持や，移乗時や

行為時の摩擦が患者の皮膚を壊す外力になっていると考えられた。

本来，スキン-テアが発症した場合はチクチクした痛みを伴うとあるが，患者側からの疼痛の訴えはない場合が多い。皮膚は体の内外を区切る大切な器官である。その区切りが破綻するということは不快な知覚，美的要素の欠如だけでなく，感染症に移行する重大な事象と認識する必要がある。

真田はスキン-テアのリスクアセスメントにおいて「様々な発生要因の中でも最も多くのリスク要因である加齢（75歳以上）を重視しなければならない」と述べている[4]。今回の研究で，高齢者が多くスキン-テアのリスク者が多数存在していたにもかかわらず，十分な予防対策を行っていないことが明らかになった。発症時の治療だけでは再発リスクが高いままであり，日常的な予防対策を講じる必要性を示唆していた。

研究後の取り組み

研究結果を踏まえ，まずは発生機序を理解して予防ケアにつながるように「スキン-テアの基礎」と題したパンフレットを作成した。

病院全体の調査からスキン-テア認知度が低いことを実感したと同時に，翌年度の褥瘡予防対策委員会のチェックリストにスキン-テアの項目が追加されることから，医師や看護師などで構成する褥瘡予防対策委員会で講習会を開催した。周知徹底のため委員会のメンバーには講習会で学んだことを病棟へ持ち帰り，各病棟で報告をするように依頼した。

当病棟では看護師，看護助手に向けて数回に分け講習会を開催した。外力を受けやすい入浴時には声をかけ合い，より一層注意を促すようになった。またドライスキンの予防ケアとして，家族の同意を得て購入したボディローションを入浴時や援助時など，いつでも塗布できるよう処置車や各部屋に配置し，簡便に行えるよう工夫をした。筆者の1人は精神科救急病棟に異動したが，高齢の認知症患者の増加でスキン-テアも増えており，救急病棟でも勉強会を行い処置の仕方や予防方法など伝達している。

また，発症頻度が高い部位が四肢であることも要因の1つだが，認知症患者では認知機能の低下により，創傷被覆材を除去してしまう行動が見られることがある。認知症患者だけでなく，統合失調症や躁うつ病の患者でも精神症状が悪化している場合は，はがしてしまうことがしばしばあり，皮弁が残っている場合でもみずから除去してしまうことになり，STAR分類[1]でカテゴリー1a〜1bであってもカテゴリー2b〜3となり治癒が遅延することも多い。

夏でも長袖を着衣し，アームカバーやレッグウォーマーなどを着用するなど外力からの保護だけでなく，患者の視界に入らないようにする効果もあり積極的に取り入れている。

今後の課題

身体合併症病棟ではスキン-テアの発生率も高く，数回にわたり講習会を行い，予防対策も実践しているが，病院全体での周知徹底や予防対策への実践には不十分さを感じている。今後も高齢化が進み，高齢の入院患者の増加してい

る背景を考えれば，身体合併症病棟以外の病棟でもスキン-テアの発生率が高まることが予想され，スキン-テアへの知識や予防方法は必須と考える。

　今後も院内教育の場や褥瘡対策予防委員会での教育を継続していき，病院全体への周知徹底をめざしていきたい。

〈引用・参考文献〉
1）日本創傷・オストミー・失禁管理学会編：ベストプラクティス　スキン-テア（皮膚裂傷）の予防と管理．照林社, p.9-10, 2015.
2）前掲書1）. p.34-36.
3）日本呼吸療法医学会　人工呼吸中の鎮静ガイドライン作成委員会編：人工呼吸中の鎮静のためのガイドライン. http://square.umin.ac.jp/jrcm/contents/guide/page03.html（2021年12月6日最終閲覧）
4）真田弘美：高齢者特有の皮膚障害 スキン-テア（皮膚裂傷）／ドライスキン 予防ケアの効果的な取り組み─栄養管理に焦点を当てて．エキスパートナース, 33（5）, p.94, 2017.
5）青木多香, 林田朋美：精神科身体合併症病棟におけるスキンテア（皮膚裂傷）の実態とその予防に向けて. 日本精神科看護学術集会誌, 62（1）, p.226-227, 2017.

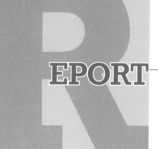

REPORT

オンライン・対話会
WRAP®×CVPPPでできること Vol.1
WRAP®とリカバリー

2021年11月14日（日），科学研究費助成事業「精神科領域で当事者と共に安心の場を創る改良型包括的暴力防止プログラムの作成」（21K10680 基盤研究(C)）企画による，「オンライン・対話会　WRAP®×CVPPPでできること Vol.1 WRAP®とリカバリー」が開催された。本稿では信州大学医学部保健学科教授の下里誠二氏とアドバンスレベルWRAP®ファシリテーター増川ねてる氏の対談の様子を報告する。

　CVPPP（Comprehensive Violence Prevention and Protection Program：包括的暴力防止プログラム）は「主に精神科医療あるいはその関連領域の施設等で起こる当事者の攻撃，あるいは暴力を適切にケアするためのプログラム」[1]である。「ケアとして真剣に当事者のことを助ける，Person-centeredにその人とかかわる」ことが基本的な理念だ。WRAPについてはリカバリーのための手段をいい，現在本誌でも好評連載中のためぜひご覧いただきたい。

　CVPPPは答えやゴールがあるものではなく，考えながら行うことが大事ではないかという言葉から始まった会は，言葉どおり，考える契機に富んだものになった。

あたたかい手

　まず，増川氏が支援者にお願いしたいこと，一緒に考えたいテーマとして述べたのは「暴力はとめてほしい」。一体どのような意味であるか，増川氏の経験が語られていく。

　あるとき増川氏は調子を崩し，暴力に及びそうになるが，自身の手の甲に息子が手を添え，暴力をとめてくれたという。まだ幼い息子の手は小さく，やっと手の甲に乗るくらいだ。しかし，その手には暴力を抑える力があった。また別の場面で，当時の上司がポンと肩に置いた手によって暴力的な気持ちが落ちついた。

　暴力は振るいたくないのに，自分1人では歯止めがかからないときがある。本来行動制限は行われるものではないが，暴れてしまうならいっそ縛ってほしいという言葉も飛び出した。支援者はどうすれば，手の甲に添えられた手，肩にポンと置かれた手のような「あたたかい手」を差し伸べることができるのか。これはCVPPPの課題1つになりそうだ。

リカバリーとは？

　支援者側もよく「リカバリー」と口にするが，その用い方にはあくまでもツールとしての感覚が否めないという下里氏から，「本当のリカバリーとは何か？」という疑問が呈された。リカバリーの本質を支援者も共有しないことには，リカバリーを支えることができない。下里氏の疑問に増川氏が答えるが，今回のコロナ禍で「リカバリーを理解していなかったことを痛感した」と述べる。リフレーミングを何度してもコロナ禍には対応できなかった。あらためてリカバリーとは何かを探究する試行錯誤の様子は，本誌2021年3月号（p.054-057）から本号（p.040）にわたってご覧いただける。

　リカバリーには，①健康と健全さを改善する，②自律した（自分で決める）生活を送る，③自分らしさを最大限に生かせるよう努力する，の3つの領域があり，いずれかをめざす"変化の工程（プロセス）"であると増川氏は定義する。

編集部

そしてリカバリーを支えるものは，①健康（ヘルス），②家（ホーム），③仲間・共同体（コミュニティ），④目的・目標（パーパス）の4本の柱だ。反対をいうと，4本の柱でいずれかが欠けているとリカバリーは難しくなる。支援者ができることは，4本の柱を支えることである。また，当事者が3つの領域のうち，どのリカバリーをめざしているのかをしっかり聞きとらなければならない。たとえば健康になりたい人に対して自分らしさを生かすことをめざしては相違が発生してしまう。3つの領域と4本の柱を主軸に支援者と当事者で対話を進めていくことが相互理解につながるはずと，支援者へアドバイスした。

責任と自由

続いてWRAPにおけるリカバリーについても説明された。WRAPでのリカバリーにおいて大切なこと（キーコンセプト）と述べられているのは，①希望，②責任，③学ぶこと，④自己権利擁護，⑤サポートの5つである。ここで支援者から，当事者が自分自身の責任をもてない場合に，支援者はどうするべきか？　という質問があがった。

増川氏はリカバリーを車の運転にたとえ，調子がよいときには責任をもって自分で運転しながら，いざとなったときに支援者に運転を代わってもらえるような状況が理想だという。これにはもちろん事前にやりとりをしていることが前提だ。もしクライシスに陥ったときにはこうしてほしい，暴れてしまいそうなときはCVPPPで落ちつかせてほしいという当事者の望みを支援者と共有していれば，本人が事前に選択したことを他者に委ねるという責任が果たせる。責任をもつことは，自由を得ることでもある。語源から考えていくと，リカバリーは「取り戻す」ことを意味する。責任とともに自由も取り戻してこそリカバリーなのだ。

CVPPPとリカバリーをつなぐもの

現状の精神医療では支援者側が責任をもちすぎるきらいがある。そのために暴力が発生しているなかで，当事者と支援者はともに考える機会を増やしていかなければならない，支援者が当事者と同じリカバリーの概念をもっていなければならない，と下里氏は述べた。

リカバリーは結局のところ当事者が自分自身で望んでめざすものだ。CVPPPが支援者から当事者に向けた一方的なものではなく，当事者の望みにそった形で行うために何が必要か。CVPPPがリカバリーの一端となるために，架け橋となるものをこれから探究していこうとしている。

〈引用・参考文献〉
1) 下里誠二編著：最新 CVPPPトレーニングマニュアル—医療職による包括的暴力防止プログラムの理論と実践. 中央法規出版, p.3, 2019.

〈ご案内〉
本企画では，「医療者」が医療をするためのCVPPPではなく，当事者と現場の医療者がともに同じ道を進むためのCVPPPを模索しております。本企画の意図をご理解いただき，ご賛同いただける方で一緒に考えてくださる方は，下記アドレスまでご連絡ください。
連絡先：sshimos@shinshu-u.ac.jp

どん底からのリカバリー WRAP®を使って。

第27回 ▶ 取り戻したいものは，なんですか？

アドバンスレベルWRAP®ファシリテーター
増川ねてる ますかわ ねてる

いまここが苦しいから，前に進みたい

みなさん，こんにちは増川ねてるです。

いま僕は，約2年ぶりの飛行機のなかから書いています。「日精看・福岡県支部」の研修で，これから福岡です。新型コロナウイルス感染症の影響で昨年は中止になった企画が今年になっての実施です。

ギリギリまで，リモートにするかリアルにするかを悩んでいましたが，新型コロナウイルス感染症の感染拡大が落ちついてきたいまがタイミングと思って，福岡に行くことにしました。そして，乗っている飛行機は「本日は満席です」とのこと。空港へ向かう電車も多く人が乗車していたのですが，空港自体は人があまりいない感じ。飛行機の数を減らして飛ばしているのかなと思います（いま僕は，乗った飛行機の座席の上で，この文章を書いています）。

前はにぎわっていたお土産屋さんも，食べ物屋さんも，人が少ない感じ。「ここで働いている人（……働いていた人）は大変だろうな……（大変だっただろうな…）」と思ったのと，「本当なら，東京オリンピックで大にぎわいをして，その勢い冷めないいまがあって，人は国内外から空港にやってきていて，本当だったらもっとにぎやかだったんだろうな。日本を表現した絵とか，オブジェとかもたくさん置いてあって，外国から来た人も，日本の人も，僕自身も，『ああ，これがニッポンかぁ』と思ったんだろうな。そして，ちょっと誇らしい気持ちにもなっていたんだろうな……」と，想像しました。

でも，現実は「ガランとしている」雰囲気。「思っていたのとは違う現実」。

コロナ前に思い描いていた《2021年11月》とは違う，現在の《2021年11月》。これは，2019年，「来年は東京オリンピック！」と言っていたころとは違う未来の現実。《こんなはずじゃなかった……》って思うような現実なんだとあらためて思います。

久しぶりの東京，久しぶりの飛行機。《こんなはずじゃなかった》という空気を，いまとても感じています。

少し落ちついて，顔を上げれば働いているCAさんたち。とてもていねい（そういえば，搭乗手続きのとき，対応してくださった方もとてもとてもていねいで，温かい気持ちになっ

た）。航空業界は大変だったのだと思うのですが，そんななか，復興に向けてがんばっている。

思い描いていた未来（……そこに向けてがんばっていた未来）は，きませんでした。でも，それでもお客さんの旅のためにって，がんばっている人がいる。とても，とても力をもらいます。

「働いている領域は違うけれども，感じている苦労もきっと異なった種類のものだろうけれど，《思っていた未来》《そこに向けてがんばっていた未来》はやって来なくて，《思っていたのとは違う未来》に立たされて，気持ちをくじかれたけれども，いまを生きる。

置かれたこの条件のなかで，立ち上がってやってみる。もう一度，新しい目標を立ててがんばっていく。もう一度，前に向かって進んでいく。

僕も，コロナで大きく体調を崩しました。神経過敏で，いつも誰かに見張られているような感覚になりました。ウイルスは「目に見える」ようになっていましたし，外が怖くなりました。常に監視されている感覚は神経をすり減らし，疲れた神経は少しの刺激で混乱し，そこから悪いイメージばかりが増幅されて悪い未来の物語をつくっていきました（本当のことではないのに，悪いことを頭が勝手につくります）。そして，僕は自分のコントロールを失うことが多くありました。

実際に，外に出ることができないので，ある時期，仕事が全然できなくなりました。いまでも，神経が過敏で，この1年は，携帯電話の電源が入れられていません。これは，携帯電話を

もつようになってから，はじめてのことです。

では，どうしていまこうしているかというと，どうしてリカバリーしたいって思ったかというと，それは，《いまが苦しいから》です。

苦しいから，いまある場所から次の場所へ行こうと思って，誰かのためにと思って，進み続けることができました。

「いまここが苦しいから，前に進みたい」「大事にしたい人がいるから，前に進み続けたい」それが，僕には力になるようです。それがわかったコロナ禍です。

みなさんは，どうですか？　「思っていたのと違う」ってなったとき，みなさんは，どうしていますか？　このコロナ禍では，どうしていましたか？　どうしていますか？

「思っていたのと違う」ってなったときに，それでも力をくれるものってなんですか？

先行きがみえなかった2021年。もう12月も終わろうとしています。

前回，僕は次のように書きました。

「『リカバリー』は『リカバリー』だよね」で終わっていたとしたら生まれなかった会話でした。日本語（＝「取り戻す」）にして，その日本語で考えつづけたことによる展開でした。「カタカナ」で話していたときとの違いを感じています。「生々しい」というか，生活を想起して，「感情」が乗っかっていく感じがありました。

「言葉」が，人と人とがわかり合うためにあったらいいなって思います。（「リカバリー」っていう言葉を使うことで）みなさんのわかってほしい気持ちはなんでしょう？

今回は，それから1か月で起きたことを書いてみたいと思います。「リカバリー」を日本語「取り戻す」にして話していったらこんな展開が生まれました，の第2弾。あらためて，「リカバリー」ってなんだろう？　ということを，この年の瀬に考えていきたいと思います。

「取り戻す！」「……何を？」

前回，やりとりを紹介した方からの新しいメールです。

Aさん　ねてるさん，お疲れさまです。今日ねてるさんに返信した後，帰りながらもう一度，なぜ私がリカバリー＝取り戻す説に乗り気になれないのかいま一度考えてみました。「取り戻す」という言葉がどうしても「元に戻ること」をイメージしてしまうというか，連想してしまうからかもしれません。私にとってリカバリーとは，やっぱり一言では表現しにくいもので，その過程はたとえば幼虫が脱皮して成虫になっていくようなものだと思うのです。元は同じだけど，以前とは違うもの。進化でもないし変化でもない。じゃあ何なんだって話ですけど……。

「リカバリー＝取り戻す」とするなら，「何を」がとっても大事で，「何を」の部分を抜きに「取り戻す」だけでは表すことができないと思いました。とっても個人的な考えでした。いつもいつもまとまらず，失礼いたしました。

ねてる　Aさん，ありがとうございます！「取り戻す」のが，健康，自分の暮らし，自分

らしさ，だったら，どうですか？　僕が，取り戻したかったのは，それらなんですよね。

Aさん　そうですね。それならスッキリします。

みなさんは，どうですか？　「リカバリー＝取り戻す」とした場合，「何を」は重要なことになりますか？　それとも，「何を」はあまり重要ではないって，思いますか？

取り戻したかったものは何？

実は，このやりとりの前に僕は，「リカバリーはプロセス」に重点をおいているから，「何を」はあまり意識しなくてもいいのではないか，と言っていました。「何を」は千差万別，十人十色。人それぞれだから，その当事者が自由に入れていいのではないかって言っていました。先月紹介したメールでのやり取りでも，「『何を』にこだわらなくていいという考えはなんだかホッとしました」という言葉がありました。ただ，「リカバリー＝取り戻す」とするなら，「何を」がとっても大事で，「何を」の部分を抜きに「取り戻す」だけでは表すことができないと思いました。という言葉をいただき，「なるほど」と思いました。たしかに，「何を」は重大です。では，「何を？」について自分自身に問いかけてみたら，それはスラスラと僕の口からは出てきました。即答で，「健康，自分の暮らし，自分らしさ」。

これが即答できたのは，僕にとって自明なことになっていたから。コロナ禍のおかげで内省する時間をたくさんもてました。人生を振り

どん底からのリカバリー

返ることと,「リカバリー」について勉強することができました。「リカバリー」について勉強してみると,本当にたくさんの人たちが考えてきていて,その結晶をいたるころに見つけました。そしてそれを使って,自分の人生を振り返ると,「健康,自分の暮らし,自分らしさ」これが,僕が本当に望んだことでした。病気というか,症状が表れて,《失ったもの》。そしてだからこそ《取り戻したかったもの》。見えていたのです。

症状出る前は,僕は「健康」でした。昼間,普通に起きていられました。本も読めたし,集中して(……眠気に途切れさせられることなく)人とやりとりもできました。時間が連続していたので,1日は長くて,充実していました。1日が詰まっていました。1日にいいことも悪いこともどっちも起きましたが,その1日のなかでいろんなことが現れては消えていきました。悪いことがあっても,そこからいいことも起きて,夜寝るときと朝起きたときはいつも「ホームポジション」にいられる感じ。そして,「よし,ここからまたやってみよう」って思っていました。そのぐらいの「長さ」が僕の1日にはありました。それが「眠気」と「へんな夢見」で,なくなりました。

1日が……僕が使える時間が極端に短くなりました。同じことをくり返し,くり返し考えるようになりました。とまらなくなりました。夢の時間が多くなり,現実から離れる時間が多くなりました。現実のなかでの調整がうまくいかなくなっています。

眠りたくなくても,眠ってしまいます。無理して起きていると,現実感が薄い時間になっ

てしまいますし,頭が割れるように痛くなります。なので(たとえば)おいしい食事の前などは必ず仮眠をして,意識を取り戻してから食事をします。そうしないと,味がわかりません。仕事の前は,少しでも意識をはっきりさせるために「仮眠」が必須です。そして,僕の覚醒時間は持続しないので,どんなに楽しい時間でも,どんなに大切に思う時間でも,その途中で眠る必要があります。

誰かに車の運転をしてもらっているときでも,僕は「……ごめんね,少し仮眠をとらせて」と断って眠らないと,もちません。車の運転ができたらいいなと思ったこともありましたが,それはもう諦めました。症状が出る前は,そんな感じではなかったのですが,いまは,1日をいくつかに分割しての生活です。

症状が出る前。僕は「自分で自分のかじとり」をしていました。途切れることなく,意識が続いていたので,ある程度は「読め」ました。会話の展開や,物事の進み方の展開が,ある程度は読めました。突然の眠気に意識を奪われたりしなかったので,時間を長く使えました。

何かが変更になっても,切り替えることができたし,自分の舵取りができていたと思います。そして,ある程度の長さが時間にあるので,計画を立てて行動することができていました。それが,いまは途切れるので,何かと不便です。起き続けていると「自動症」に入るようで,きちんとした意識での行動になりません。歯磨きを30分などやっていることはよくありますし,この頭に慣れていないころは,お米を1時間くらい研ぎ続けていました。いまは,なるべくそうならないように,仮眠をとるように

していますが，1日の終わりにはそうもいかなくて，歯磨き30分などになっています。夢に呑み込まれる感じがあって，気がついたら，1日が終わっている。気がついたら眠気のなか。気がついたら，そのイベントが終わっている……。そんな世界に生きています。

48年の人生を考えてみても，48年も生きた感じがしていません。これは，考えるとぞっとします。病気になる前のことは，昨日のことのように思い出したりしますが，発症してからの時間はあっという間に過ぎました。時々いまいる場所がわからなくなります。自分のかじとりが，難しいです。

また，嫌なイメージや，言葉が頭から離れなくなるので，その感覚や感情にはまり続けたりもしています。そして，はまると出られなくなります。前はそうではなく，よくいう「一晩寝れば忘れている」もありました。それがいまでは，なくなりました。

また，症状が出る前，僕は「自分の可能性」にワクワクしていました。これから何を獲得していくのだろうと思っていました。

「これから，どんな力が目覚めてくるのだろうか？」「僕には，どんな力が目覚めてくれるのだろうか？」なんて思っていました。国語は得意で，数学は苦手になりつつありましたが，中学のときの唯一の100点は数学でした。美術や音楽は苦手だったけれども，好きでした。カッコいいなって憧れていました。新しいことが好きで，深夜のラジオで東京に触れていて，大きくなったら東京に行きたいと思っていました。

でも，それが，「起きていられない」となっ

て，自分を活用しようにも，できなくなりました。もって生まれたものさえ，使えない。どんどん世界が，自分が閉ざされていくような感じでした。自分を「使う」ことができないというのは，キツイことでした。これまでできたことができない。これからできるようになっていくと思っていたことの扉も閉ざされていて，僕はぽつんと取り残された感じがしていました。どうにもならないと思っていました。

だから，これらのことが「病気」だとわかって，「治療」が始まるってなったときに，僕は希望を感じたのです。これで，「戻れる」って思ったから。でも，「現代医学では完治は難しいかも知れません」って言われたとき（19歳のときでした），「医療では，もう限界です」って言われたとき（これは30歳のときです）に，「なら，どうしたらいいの？」ってなったのです。

振り返ってみると，
①「健康」
②「自分の暮らし」
③「自分らしさ」
それが，僕がこの病気で失くしたもので，それが，僕が取り戻したかったもの。それはもう，明白。そしてそれは「医療・医学」では叶わないことっていうのがわかった。

しかし「《リカバリー》っていうのがあってね」と聞いたとき（これが32歳），「なんだそれは！」と思いました。それが，あるのかと。そして①「健康」②「自分の暮らし」③「自分らしさ」が取り戻せるのなら，取り戻したいと，取り組んできたのが，この15年なのです。そして，僕にとっては，「何を」は明確で，知りたか

ったのは「どうやって」のほうでした。その「プロセス」が知りたかった。

　そして，プロセスが知りたかった僕はいま，「リカバリーのプロセス」を探求して，（実際に）使ってみて，そのもっと上手な使い方を身につけたくて試行錯誤して，それを人にも伝えたいって思って，こうして文章を書いたり，講演したり，研修したりしているわけです。

　振り返れば，たしかに，「何を」は言えていなかった。そして「何を」を語らずに，「プロセス」ばかりを語っていた僕は，完成図を示さずに，ジグソーパズル組み立てのプロセスを話しているようなもので，あまり伝わらない話をしていたように思います。反省というか，リカバリーを伝えるときの「改善点」がわかった気がしてきています。

「SAMHSA2011」

　僕が，「取り戻したかった」ものは，
　①「健康」
　②「自分の暮らし」
　③「自分らしさ」
　いまは，言葉にして，整理して話すことができますが，これは（もちろん）1人の力でできたことではありません。リカバリーを探求し，リカバリーの経験を積んできた先達が結晶化して伝えてくれた知に学ばせてもらって，整理させていただきました。先輩たちが描いてくれたものがあったので，僕はそれを自分に適応させて，「ああ，僕はこうだったんだね」と，見えた感じです。
　この連載でも，何回か紹介させていただいて

いますが，今回はまた別の観点から紹介させてください。「SAMHSA2011」。僕が，WRAPとともに，メインで使っているリカバリーのモデルです。

A process of change through which individuals improve their health and wellness, live a self-directed life, and strive to reach their full potential[1].

　（リカバリーとは）「変化の一連の工程」のことである。個々人がそれを通して，「健康」と「健全さ」を高めていき，「自分で舵取りする」生活，「自分らしさ」の全てに到達できるように励んでいくものである（筆者訳）。

　そして，上記の文章につづくものと合わせて，自分が使いやすいようにカスタマイズしたものが，図1になります（これは僕自身で使うために図にしたものです）。図の真ん中にある，

　それをとおして個人は，
　①健康と，健全さを改善する
　②自分で生活の舵取りをする
　③自分らしさを最大限に発揮するよう努力する

　という文章が，僕に，「自分が失くしたもの＝取り戻したかったもの」を見せてくれました。そして，「ああ，僕は，『健康』『自分の暮らし』『自分らしさ』を取り戻したかったんだな」という自分の気持ちにつながりました。そして，ここにつながったいま，そのことをこうしてみなさんに向けて書いていると，あのころの切実さが戻ってきます。そして，あのころ

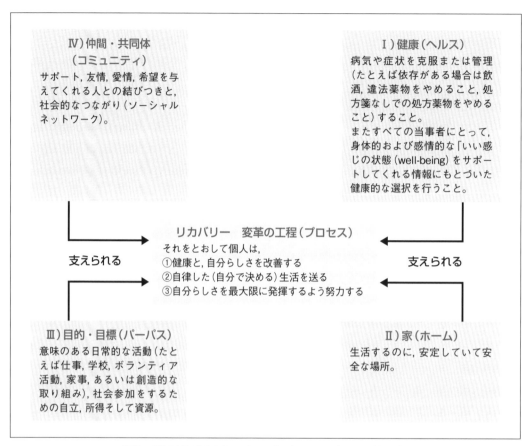

の図の中のテキスト:

Ⅳ）仲間・共同体
（コミュニティ）

サポート，友情，愛情，希望を与えてくれる人との結びつきと，社会的なつながり（ソーシャルネットワーク）。

Ⅰ）健康（ヘルス）

病気や症状を克服または管理（たとえば依存がある場合は飲酒，違法薬物をやめること，処方箋なしでの処方薬物をやめること）すること。
またすべての当事者にとって，身体的および感情的な「いい感じの状態（well-being）をサポートしてくれる情報にもとづいた健康的な選択を行うこと。

リカバリー　変革の工程（プロセス）

それをとおして個人は，
①健康と，自分らしさを改善する
②自律した（自分で決める）生活を送る
③自分らしさを最大限に発揮するよう努力する

支えられる

支えられる

Ⅲ）目的・目標（パーパス）

意味のある日常的な活動（たとえば仕事，学校，ボランティア活動，家事，あるいは創造的な取り組み），社会参加をするための自立，所得そして資源。

Ⅱ）家（ホーム）

生活するのに，安定していて安全な場所。

図1　「SAMHSA2011年モデル」たとえばこんな使い方

の，10代の半ばから終わりごろの僕がなんだか癒されていく感じがしています（みなさん，このことをここで書かせてくださり，ありがとうございます。聴いてくださりありがとうございます）。「思い出してくれたんだね」って言われている気がします。10代の半ばから後半にかけて混乱していったときの，僕の声が聴こえるようです。「怖いよ。また今日もできなくなった。僕はいったいどうしてしまったの？　こんなんで，これから生きていくことってできるのかな。これから，大人にならないといけない。これから，自分で働いて，自分でお金を稼いで生

きていかなければいけないというのに，大丈夫なの？　生きていけるの？　なんで，僕だけこうなった……」と言っていた，あのころの自分の声が聞こえます。

「思い出してくれたんだね。いまは，もう大丈夫？」そう言われている感じです。

取り戻したいものは，なんですか？

みなさんに，お聞きしたいことがあります。

人生を振り返ってみて，みなさんが，（自分の人生で）「取り戻したい」ものって，何かあ

りますか？　あるとしたら，それはなんでしょう？

　みなさんが精神科医療や福祉の現場で働く方だとしたら，みなさんのもとにやってくる患者さん，利用者さん，メンバーさんが，（自分の人生で）「取り戻したい」ものって，何かあると思いますか？　何かあるとした場合，その方たちが，「取り戻したい」ものってなんなのでしょうか？

　医療機関を受診するということは，何かを「取り戻したい」って思うからだと思いますし，福祉施設にいくというのも，大切なものを取り戻すための手伝いをしてもらえるから行くのだと思います。少なくとも，そのヒントがそこにあるって思うから，行くのだと思います。（僕は，病院に行けば「治る」と思ったから，病院に行きました。福祉の施設は，そこに行けば社会復帰までの居場所があるって思っていきました。そして，「リカバリー」というものを知り，

病院と福祉施設に行くのを止めました。僕は，医療と福祉で，自分がほしかったものに（最終的には）出会うことができました。感謝です）。

　さて，もう一度，みなさんのもとに来る方たちが，「取り戻したい」って思っているものは何でしょうか？　何かの理由があって，医療にしても，福祉にしても（患者さん，利用者さんは）やってくるのだと思います。だとすると，その方たちが，求めているもの，《取り戻したい》ものは，なんでしょう？

　2022年が，充実した年になりますように。何かがあっても，リカバリーが容易にできるいきいきとした年になりますように。

　晴れた日の17：00。増川ねてる

〈引用・参考文献〉

1）Substance Abuse and Mental Health Services Administration：SAMHSA 's Working Definition of Recovery. February.

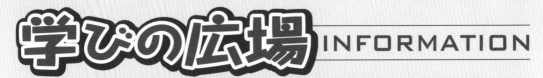

学びの広場 INFORMATION

● 情報BOX

▶ 2022年4月から，日精看の特定行為研修が始まります！（開講申請中）

　医療や介護のニーズがいっそう増大する2025年に向け，精神科医療においても「精神障害にも対応した地域包括ケアシステムの構築」が急務となっています。このようななか，精神科病院の入院患者や精神科訪問看護の利用者において，生活習慣病，高齢化に伴う身体合併症，クロザピンの導入に伴う身体症状の管理など，身体面のケアも重要視されています。また，総合病院では，精神症状やせん妄があっても専門医の診察を受けていない場合があります。そこで，当協会の活動理念の実現にむけて，精神科看護師が積極的にチーム医療に参画し，高度な臨床実践能力を発揮できる人材の育成を目ざして，特定行為研修を2022年4月に開講します。受講のお申込みは2022年1月から始まります。

受講の流れ

　特定行為研修は，「共通科目」と「区分別科目」によって構成されます。研修期間は2022年4〜10月です。科目修了試験（7月予定）を経て共通科目を履修した後，区分別科目の履修に進むことができます。8〜9月に区分別科目の実習を行い，10月に修了試験を実施予定です。詳細は当協会ホームページをご確認ください。
講義：学研メディカルサポートのe-ラーニングを受講します。週15時間以上の受講が必要です。
演習：当協会が指定する日にオンラインで受講します。主にペーパーシミュレーションによるディスカッションを行い，レポートを提出します。
実習：受講生の所属施設で実施します。共通科目にも実習があります。区分別科目では特定行為ごとに患者に対する実技を5症例以上行い，レポートを提出します。

受講の準備

　受講生の所属施設で実習を行います。所属施設は当協会と連携協力するための協力施設としての登録手続きが必要です。詳細は当協会ホームページの「特定行為研修協力施設登録ガイド」をご覧ください。

特定行為研修受講資格審査

　2022年4月に開講する特定行為研修の受講を希望する方は，受講資格審査を受けてください。出願に必要な書類は，ホームページからダウンロードできます。協会ホームページの出願要項をふまえて，出願の準備を行ってください。

● 特定行為研修受講資格審査の出願要件
　①日本国の看護師免許を有すること
　②看護師免許取得後5年以上の実務経験があること
　③出願者自身の所属施設において特定行為に関する実習および実施について協力が得られ，管理者（看護部長等の所属長）の推薦を有すること

● 審査方法，日程
　審査方法：書類審査／出願期間：2022年1月4日〜1月14日／合格発表：2022年3月4日

お問合せ先
一般社団法人日本精神科看護協会　特定行為研修担当
TEL：03-5796-7033　http://www.jpna.jp/
特定行為研修の詳細はコチラ→　http://www.jpna.jp/education/certified-nurse.html#abc

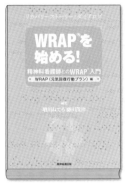

リカバリーストーリーとダイアログ

WRAP®を始める！
―精神科看護師とのWRAP®入門　第2弾

●WRAP（元気回復行動プラン）編●

A5判　296頁　2色刷り
2018年6月刊行
定価2,200円
（本体価格2,000円＋税10%）
ISBN978-4-86294-060-5

【編著】増川ねてる
（アドバンスレベルWRAPファシリテーター／特定非営利活動法人東京ソテリア ピアサポーター）

藤田　茂治
（訪問看護ステーションりすたーと所長／WRAPファシリテーター）

『WRAP®を始める』待望の続編ついに刊行！

『リカバリーのキーコンセプトと元気に役立つ道具箱編』の発刊から2年あまり……。ついに，続編である『WRAP（元気回復行動プラン）編』が刊行となりました。本書で紹介しているのは6つのプラン（日常生活管理プラン・引き金のプラン・注意サインのプラン・調子が悪くなってきているときのプラン・クライシスプラン・クライシスを脱したときのプラン）。これらのプランは前書で紹介した「道具箱」を使いこなしていく仕組みです。WRAPは自分のトリセツ（取扱説明書），それを作るかどうかは皆さん次第，でも作ってみると，きっといまとは違った世界が見えてくるはず。

●本書の目次●

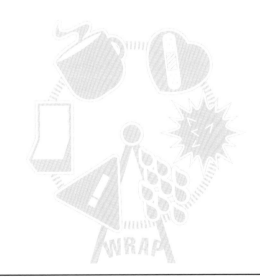

リカバリーシフト！ ①
精神障害にも対応した地域包括ケア「高槻モデル」をめざして

本シリーズでは，医療法人光愛会がリアルタイムで進めている「精神障害にも対応した地域包括ケア『高槻モデル』」について随時紹介していく。第1回の今回は「高槻モデル」が前提としていること，「高槻モデル」の具体化までのロードマップ，そしてコロナ禍という制約のなかでの進捗状況などについて紹介する（編集部）。

精神障害にも対応した地域包括ケア「高槻モデル」の前提

医療法人光愛会は1964（昭和39）年に光愛病院を開設して以来，「地域に開かれた精神医療」をめざしてきた。開設当時から「精神保健医療福祉の改革ビジョン（2004年）」の「入院医療中心から地域生活中心へ」を実践してきた。光愛会では1997年以降，グループホーム，援護寮（生活訓練施設），高槻地域生活支援センターオアシス（現在は地域活動支援センターⅠ型），

● 〈執筆者〉

池田百合江　いけだ ゆりえ[1]
横江邦彦　　よこえ くにひこ[2]
加藤寛文　　かとう ひろふみ[3]

1) 医療法人光愛会（大阪府高槻市）法人教育企画室／訪問看護事業部三島・北河内エリアマネージャー
2) 同 理事／福祉事業部長
3) 同 理事／訪問看護事業部統括部長

アユース＝訪問看護ステーション，こうあいクリニック＝在宅療養支援診療所を設置し，高槻市域における精神障がい者の地域生活を支えてきた。

2013（平成25）年の障害者総合支援法施行を経て，特に高槻市域における精神障がい者施策・事業との連携についても光愛会の役割は大きい。児童思春期精神科医療についても，外来診療などを通じ，子ども家庭センターなどとの連携が行われている。また，光愛病院での勤務経験をもつ医師や看護師が高槻市内で開業したり，事業運営を行っており，訪問診療やデイケアを開設したり，居住支援などを行うとともに精神科救急入院料を届出し，精神障がい者の地域生活を支えている。

当法人は「鳥は空に，魚は水に，そして人は社会に」の理念のもと，在宅生活支援を支援してきた歴史や実践を踏まえて，三島圏域—高槻市域での「精神障害にも対応した地域包括ケア」（以下，「にも包括」）を推進していくこととしたい。

現在世界的に蔓延している新型コロナウイルス感染症により「地域包括ケア」の必要性は高まっている。家族が罹患した場合やデイケアや生活介護事業・就労継続支援B型など通所先が閉所した場合，ヘルパーや訪問看護を利用しながら単身生活している障がい者が罹患した場合

表1　「高槻モデル」に向けたロードマップ

2020年	P	準備期間	共同学習・研究	法人内外研修会の実施
2021年	D	法人内組織⇒市民組織	組織化・目標プラン作成	講演会イベントなど（厚労省担当者など）実施。光愛学会。
2022年	C		事業化・進捗管理	同上
2023年	A		振り返り・次期計画策定	同上

など。高齢者福祉施策においても同様だろうが，行政支援や親戚・友人・近隣住民などのソーシャルキャピタルをも含めた「地域包括ケア」こそが「New Normal」であるとも言えるのではないか。

「地域包括ケア高槻モデル」は，障害のあるなしにかかわらず，差別されず暮らしていける都市のあり方を「高槻のNew Normal」として「創造—想像」していく「街づくり」と位置づけ，法人として積極的・具体的な取り組みを行っていきたい。

「高槻モデル」作成プラン案

「にも包括」にも「高槻モデル」にもゴールはないため，プロセスこそを大切にしていきたい。それゆえ実行計画についてPDCAを回していく期間設定が必要であると考える。3年を一区切りとしていく案を提案したいと考えている。

3年後の目標（P）に向けて，計画を作成・実行（D）し，振り返り（C），次期計画につないでいく。2020年度後半は準備であり，「にも包括」についての法人内＋α（研究者・患者・家族・他法人・行政）で学習の機会をもち，制度理解を進めた。また，高槻のReMHRAD（地域精神保健医療福祉社会資源分析データベース）など地域データを分析・学習し，「高槻モデル」に向

けた準備期間とするとともに，法人内外に「高槻モデル」を周知・宣言していった。

今年度（2021年度）は，高槻モデルの理念・骨格と3年後（2023年度末）までの具体的目標を設定に尽力した。また，「にも包括」に向けたイベント（講演会・シンポジウムなど）も企画している。また，法人内で「高槻モデル」を推進していく組織体を形成する。2022〜2023年度，具体的目標への進捗管理，行政や他法人，患者・当事者との協働を行っていきたい。

「地域共生社会」の実現に向けて

障害の社会モデルにもとづけば，「社会のデザインとミスマッチを起こしている度合いが強い人を『障害者』と呼ぶ」と熊谷晋一郎教授は指摘している。つまり，社会が包摂力を失えば失うほど，『障害者』（状態）は増えていくといえる。旧優生保護法による強制不妊などは違憲とされたが，出生前診断の種類は増えていく。インターネット上には障がい者を蔑み，忌み嫌うかのようなコメントがあふれている。津久井やまゆり園事件はその延長線上にある。しかし社会のデザインを変えていく「機会」は何度もあるはずだ。まずは市・地域でのソーシャルインクルージョンデザインを模索し，実践する契機としていきたい。

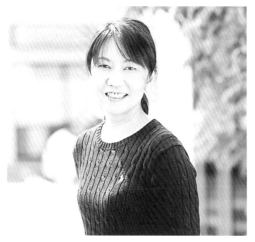

池田百合江さん
医療法人光愛会法人教育企画室／訪問看護事業
部三島・北河内エリアマネージャー

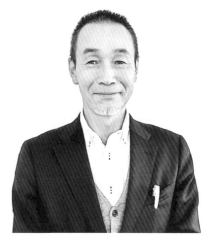

横江邦彦さん
理事／福祉事業部長

日本における「地域包括ケアシステム」は「団塊の世代が75歳以上となる2025年を目途に，重度な要介護状態となっても住み慣れた地域で自分らしい暮らしを人生の最後まで続けることができるよう」にと介護保険施策から出てきたものだ。「にも包括」もそれに倣って発案されたのだろうが，1970〜1980年代の自立生活運動以降，障がい者は半世紀以上前から「重度な要介護状態となっても住み慣れた地域で自分らしい暮らし」を実践し続けているし，精神障がい者の圧倒的多数は「在宅」であり，地域で暮らしている。

「高槻モデル」が「地域共生社会」の実現に向けての先行実践事例でありたいと願う。以下では座談会形式で現在の進捗状況について紹介する。

編集部　まず「高槻モデル」としての「にも包括」の，現在の進捗状況についてお聞かせください。

横江　やはりコロナ禍という状況のなかで，思うどおりには進んでいないのが実情です。そうしたなかでも，私，近隣の精神科病院の院長，クリニックの関係者，福祉事業者と行政担当者を含めた行政が主導するコア会議で「にも包括」の方向性を関係機関でシェアしている段階です。

2020年の12月には行政に参加していただき，高槻地域生活支援センターオアシスで「にも包括」の勉強会を開催しました。これから年度末に向けて，今度は逆に当法人の職員に向けて，保健所の担当者が「にも包括とは何か」について説明してもらう機会を考えています。その後，法人内の高槻地域生活支援センターオアシスで当事者・家族向け，さらには地域の福祉事業者向けに話をしてもらう予定でいます。ただ国レ

ベルの方針以上のことも行政はまだ話せないという事情もあります。そのため「われわれ行政サイドもこうした点に悩んでいる」ということを率直に語ってもらいたいと考えています。法人サイドも「だったら私たちもいろいろ考えなければ」と一緒に形をつくっていければと思います。

やはり行政側が主導している形をとることで，「行政はこうしたことを考えている。では当法人はどのように動く必要があるのか」ということを，法人全体で共有できると思うのです。あまりに当法人がすべて主導してしまうと，「これは光愛会の活動なのだ」と認識されてしまい，「地域包括」の意味合いが薄れてしまいますから。後で述べると思いますが，「にも包括」は行政や医療福祉従事者だけものではなく，当事者・家族，もっといえば市民を巻き込んでいかなければ成立しません。そこに情報の落差があってはなりません。そして異なる背景をもった人たちがこの「にも包括」に参画していくときには理念の共有が必要だと考えます。それは「リカバリー」という概念だと考えています。

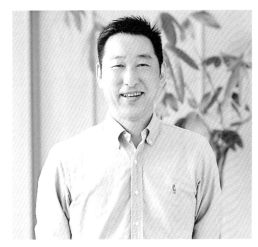

加藤寛文さん
理事／訪問看護事業部統括部長

✎ リカバリーシフトについて

編集部 医療法人光愛会が進める「にも包括」である「高槻モデル」の話をうかがってもっとも印象的だったのは，法人全体の「リカバリーシフト」という志向でした。まずはこのことからお聞かせください。

横江 これは個人的な意見なのですが，リカバリーとは常に「本人のもの」であって，誰かにリカバリー「してもらう」ものではないと思います。しかしこれまでの精神科医療や福祉

は，どちらかといえば本人の主体性に重きがおかれていない。必要なのは，本人の主体性とそれを支える地縁・血縁を含めたインフォーマルな支えです。これが成立するためには個人レベルだけではなく，法人全体，もっと大きくいえば「世の中」の考え方を変えていかなければなりません。「リカバリーシフト」とはそうしたパラダイムシフトでもあります。

この点については，当法人の外部顧問である増川ねてるさんとも幾度も対話を重ねてきました。ねてるさんはリカバリーについて次のように書かれています。

医療者が行う「治療」に対して，本人（当事者）の側から発言していいっていう「リカバリー」。自分の側から，自分で定義をしていく……自分の側から，僕が見ていくっていう「リカバリー」。僕が，考えていいんだ。僕が，取り組んでいいんだ。そう思えたことは，とてもよかったです。力が戻ってくる感じがしました

（光愛会リカバリーエッセー「リカバリーって何だろう？」より）。

特にねてるさんが『精神科看護』での連載で触れておられる、「クリニカルリカバリー」と「パーソナルリカバリー」の対比の議論は示唆的でした。端的にいって、既存の制度を使っていく限りは「クリニカルリカバリー」にとどまってしまうことになります。そこには情報の非対称性があります。障害をもつ人もそうでない人も“一緒に”社会をつくっていくという志向をもたなければ、強制入院や隔離・身体拘束を必要とする精神科医療が温存されるままとなってしまいます。

とはいえ、リカバリーの考え方を法人全体あるいは「高槻モデル」にかかわる福祉事業者や行政・市民・当事者と共有していくのは容易ではありません。特に医療従事者は「リカバリーは退院した後で」と思いがちなものです。こればかりは「リカバリーとは何か」という対話を続けながら、地道に発信していくしかないと思います。

個人的には、認知症施策推進5か年計画、いわゆる「オレンジプラン（2012年）」は現在の「にも包括」と同じような志向をもっていたと考えています。精神科医療の不適切な流れを行政側から是正していく方針が示されていたのですが、新オレンジプラン（認知症施策推進総合戦略：2015年）に代わり、本来オレンジプランにあった「リカバリー的な要素」が薄くなってしまったと思います。当時、院長や理事長と話をしていたのが、「本来は往診や外来の機能を強化してできるだけ精神科病院への入院を少なくするのがオレンジプランの本懐なのではない

か」ということでした。私たちもその方向性にそって動いていたわけですが、うまくいきませんでした。そのため、私としては外来や往診・訪問看護の機能をより強化しなければ、「にも包括」もオレンジプランと同じようになってしまうという危機感をもっています。

話を戻しますと、精神科救急医療体制整備事業が「にも包括」に含まれました。当法人でも2019（令和元）年に精神科救急入院料病棟が設置されました。一般医療と同等の治療を提供しようとするこの方向性自体を否定するものではないですが、医療中心の考え方が自明視されることで、いまある精神科病院の構造の変化が進まない、あるいは急性期をやり過ごすことが病院の中心的な役割であるということになってしまう危惧もあります。急性期であっても、ベースにはリカバリーの概念があってほしいものです。

加藤　精神科救急入院料病棟の設置に関しては、横江の意見とは若干異なりますが、「にも包括」の実現のためには、1つ1つステップを進める必要もあるのだと思います。精神科救急入院料病棟の設置によって、慢性期の患者さんたちの今後についても焦点化され、それにもとづいた病棟の再編も議題にあがっているのも事実です。幸いなことに光愛会は、こうした患者さんたち地域で暮らしていくことを支えるための機能や施設を有しています。この取り組みを行政や地域の福祉関係者を巻き込みながら進めていくことも、「高槻モデル」としての「にも包括」の1つの展開となるのではないかと思います。

横江　そうした考え方ももちろんあるでしょうね。

池田　私は横江や加藤の思いを聞きながら育

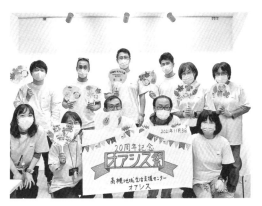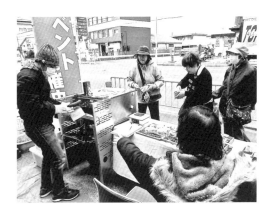

図1，2　高槻地域生活支援センターオアシスでのイベントの様子

ってきたものとして，病院はできるだけ機能を限定して，在宅でその人らしい生活ができるように支援をしていくという理念を共有しています。そのため法人の病院が救急にかじをとったとしても，そこにはその人が望む生活ということを中心においた支援を提供してもらえればと思います。要はリカバリーの概念を病院にも浸透させていくことが重要と考えます。ただこれは一気にはできないので，教育担当の立場として地道に理念を継承するための活動を企画し続ける必要性があると考えています。

横江　ありがとうございます。コロナ禍もあり「高槻モデル」としての「にも包括」の進捗は予定したとおりには進んでいないのが現状ではありますが，この地域の「にも包括」にかかわる人たちがリカバリーについて理解を深める取り組みを散発的にでも，トライ＆エラーをくり返してでも，あちこちで開催し続けることがいまは大事なのだと思います。

たとえば，オアシス開所を20周年を記念して，写真家の大西暢夫氏の映画『オキナワへいこう』を上映しました。また，NPO法人kokoimaさんとの出会いもあり，堺市での実際

の資源づくりを勉強しようと，kokoimaさんの活動をメンバーと一緒に見に行こうという計画を立てています。

たとえば，私個人的な活動として，社会福祉法人明星福祉会と組んでインターネットラジオをつくっています。毎回のゲストは「にも包括」についてまったく知らない人たちに来てもらって，障がい者支援を行っている人たちと対談をしています。それを福祉関係者が聞けるようにしています。法律や条例に書かれたからといって，一般の人たちが精神障害のことを考えるかといえば，それは難しいものです。必要なのは個々人が触れ合う機会を増やしていくことだと思います。そこで多様なアイデアを出し合うことで，医療や福祉の関係者からは出てこないプランが生まれたりしますからね。

またこれは，光愛会としての取り組みではないのですが，先ほど紹介したオアシスは平日6時以降と土日は休業しているので，この時間を使って共生型の子ども食堂を開こうと計画しています。高槻市でもフードバンクがあるのですが，非常にニーズが高いことがわかりました。また同じく高槻市で，新型コロナウイルス感染

症などの影響により経済的に困窮し生理用品の購入が困難な女性のために，災害用に備蓄している生理用品の一部を無料で配布する取り組みが行われているのですが，障害をもつ当事者には届いていないとわかりました。コミュニティづくり，より具体的にいえばサードプレイスをつくることは，「にも包括」の実現のための重要な1歩になると考えています。

池田　光愛会では毎年光愛学会というイベントを開催しています。2022年度は「にも包括」をテーマにできればと考えています。

加藤　法人の行事にすべて「にも包括」という言葉をつけるとか（笑）。

横江　一見バラバラでも，法人内の部署のあちこちで「にも包括」に絡めた取り組みをしているという状態が生まれるのがいまは大切なの ではないかと思います。それによってこれまで「にも包括」に関心をもつ職員が1人で2人でも増えていくことで，より大きな流れになるだろうと思います。

正直なところ，「自分が所属している組織が『にも包括』を展開しているから仕方なく」では，物事は動かないと思います。リカバリーと同じく，その人自身がその人自身の力で「にも包括」を主体的に引き受けて実現していくことこそが，「にも包括」における「高槻モデル」の実現に近づく手段なのだと信じています。そのための種まきはさまざまな場所で行っていく予定です。また近いうちにこの紙面を通じて「高槻モデル」としての「にも包括」の進捗をお知らせしていきたいと思います。

（終）

精神看護出版の本

精神科訪問看護のいろは
―「よき隣人」から「仲間へ」

協力：埼玉県精神科アウトリーチ研究会

【編者】　横山恵子（埼玉県立大学保健医療福祉学部看護学科精神看護学 教授）
　　　　　藤田茂治（訪問看護ステーションりすたーと 所長）
　　　　　安保寛明（山形県立保健医療大学大学院保健医療学研究科精神看護学 教授）

A5判　208頁　2色刷
2019年7月刊行
定価2,200円
（本体価格2,000円＋税10%）
ISBN978-4-86294-064-3

【主な目次】

シチュエーション①　頻回な電話
　夜間休日，鳴りやまない電話
　―「今から死ぬ」と言われて

シチュエーション②　家族調整
　母と子の狭間に立って
　―お互いの自立を促す訪問看護って

シチュエーション③　服薬支援
　服薬確認，とても躊躇する
　―タオルの投入の見極めについて

シチュエーション④　性的関心
　性的なメッセージを受け取ってしまったら
　―モヤっとしたままの訪問はつらい

シチュエーション⑤　幻覚妄想
　あぁ幻覚妄想
　―ネフェさんと〈ひかりさん〉と

シチュエーション⑥　ゴミ屋敷
　足の踏み場もない部屋に行くのはユウウツ
　―その「ゴミ」，ほんとは宝物かもね

シチュエーション⑦　多職種連携
　「お医者さんに身構える」
　―医師との連携だけではないのです

シチュエーション⑧　やりがい
　何も変わらないとあきらめたくなる
　―「らしさ」のゴールを未来に見据えて

シチュエーション⑨　壮大な夢
　夢をもつことは素敵，なんですが
　―大きすぎる夢を語られて

シチュエーション⑩　身体合併症
　糖尿病治療にまったく乗り気じゃない人
　―「好きにさせてくれ」と言われましても

【編者より】

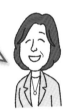

本のタイトルにもある，〈「よき隣人」から「仲間」へ〉というフレーズは，特に印象的です。どうしても私たちは，患者さんのことを，何もかも知ろうと躍起になりますが，「よき隣人」くらいの感覚の方が，お互いに楽で，よい関係でいられるような気がします。みなさま，どうぞこの本から，精神科の奥深さや，支援のおもしろさを感じとっていただき，精神科訪問看護をますます好きになってくださいね（横山恵子）。

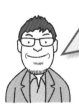

この本がおもしろいのは，場面設定です。精神科に特化した訪問看護ステーションに，さまざまな相談者が訪れます。目次を見てもらえればわかるように，精神科支援においてよく聞く困り事，悩み事です。この相談に対して，精神科看護のベテラン看護師は，自分の経験をもとに，エピソードを交え，具体的に自分たちの経験を語ります。読み始めるとおもしろくて一気に読みきってしまうこと間違いなしなのです（藤田茂治）。

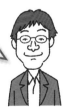

企画から発刊まで1年足らず。考えられないくらいのスピード感で，多くの人に紹介したい本ができました。この本をなぜ紹介したいかというと，それは，仮原稿を読んでもらった何人かの方から「おもしろいし，目からウロコなコトがあるね！」という評判をいただいたからです。制作過程でのおもしろさが本になっても活きているって，なかなかないことだと思います（安保寛明）。

認知症の理解と治療による排泄の影響

渡邊恭佑 わたなべ きょうすけ
訪問看護ステーション緑風（山梨県甲府市）管理者／精神科認定看護師

　本稿は去る11月17日（水）に開催された
ネスレ日本株式会社×ユニ・チャームメンリ
ッケ株式会社の共催による標記セミナー（講
師：渡邊恭佑氏）の内容を一部修正・加筆の
うえで紹介するものです。なお，「便秘に対す
る実践的ケア〜下剤使用する前に考えること」
については，実践編として今後本誌にて紹介
する予定です。

 ## はじめに

　本セミナーは『認知症の理解と治療による排
泄の影響』がテーマです。認知症患者さんに対
する適切な排泄ケアとはどのようなものか。そ
れを見出していくためには，まず加齢による身
体的・精神的変化や，そして認知症の人の特
性と看護を提供する際に支援する側が心得てお
くべき点を振り返っておく必要があると思いま
す。

　でもその前に，みなさんは認知症の方に対し
て，どのような思いを抱いていますか？「い
つもニコニコ笑顔でいる穏やかな人」というポ
ジティブな思いをもっている人もいれば，「ケ
アに抵抗する，ときに暴力をふるってくる人」
というように，ネガティブな思いをもっている
人もいることでしょう。

　セミナー講師としての立場からこのように言

うのは誤解があるかもしれませんが，精神科病
院の急性期病棟で勤務していたときに出会った
認知症患者さんたちに対しては，「突然，暴力
をふるってくる」「転倒・転落などの事故を起
こしやすい」「（それゆえ）インシデント・アク
シデントレポートを書く機会の多い」患者さん
だと考えていました（もちろんいまでは私はそ
のような見方をもってはいません）。

　そしてたいていの場合，こうした患者さん
へのかかわりにくさからくる不満は，同僚や上
司にも向けられるものです。「排泄ケアに関し
て自分としてはもう少し適切にかかわりたいけ
ど同僚は『漏れたらケアがたいへんだから，と
りあえずオムツをたくさんぐるぐる巻いておけ
ばいいんじゃない』というばかり……」「上司
は『なんとかがんばってください』というだけ，
現場のたいへんさをわかってないんじゃないか
……」

　実際，私自身もそのように考えていました。
ただ，患者さんのことを思えば，現状よりよい
ケアを提供したい。そこで北海道の旭山病院の
南敦司さんのもとに認知症看護を学びに行きま
した。本誌の読者であればすでにご存知だと思
いますが，南さんはカンフォータブル・ケアの
提唱者です。この学びの経験を通じて，確か
に技術を手に入れることができました。ただそ
れ以上に「学ぶことによっていままで見てきた

『風景』が変わる」という体験をしたことが，私にとっては大きかったのです。あれほど上司や同僚，時には患者さんに対してさえ陰性感情を抱いていたのが，学ぶことを通じて『風景』が変わった。今回のセミナーではみなさんの認知症の方への，あるいは排泄ケアの見方を変えていただく機会となればと思います。

 ## 高齢者の特徴のおさらい

　認知症のことを学ぶ前に高齢者の特徴を振り返ってみましょう。高齢者の身体的な特徴として，基本的にはさまざまな持病を抱えています。それに加えて高齢になると，疾病特有の主症状や徴候が不明確で自覚症状も乏しくなります。また脱水・電解質異常を起こしやすく，症状の急変あるいは意識障害を起こしやすくもなります。ここで気をつけたいのが，せん妄です。ある病院では高齢者にせん妄を起こさないことを目標として，1日に1,000〜1,500mlの水分を摂ってもらっているそうです。また，若いときに比べて回復に時間がかかり，疾患が慢性的になりがち，ということもあります。そして薬物の副作用が出やすい点も特徴です。

　あげていけばキリがありませんが，総じて高齢者は加齢による影響で恒常性維持機能つまり，防衛力（ストレッサーに勝つ力）・予備力（ゆとりをもってストレッサーに対処する力）・適応力（過度のストレス状態にならないように調整する力）・回復力（ストレスを受けても修復し戻そうとする力）が低下しやすくなっているといえるでしょう。つまり，防衛力・予備力・適応力・回復力についてそれぞれ「ストレッサーを防衛できず健康がおびやかされる」

「ゆとりがないためストレッサーに対処しきれない」「ストレッサーを調整できず過度のストレス状態になる」「ストレスを受けると回復まで時間が要し，元の健康状態まで戻らない」のです。

 ## あらためてBPSDについて考える

1) 認知症の人のベースにある不安を知る

　みなさんすでにご存知のとおり，認知症の症状には「中核症状」と「周辺症状（BPSD）」があります。ケアの場面で私たちがよく遭遇し，またケアを提供する際に悩まされるのは，特にBPSDでしょう。お風呂に誘導しようとしても，拒否される。食事介助も拒否される。オムツ交換も拒否される。それも怖い顔をしていまにも殴りかかりそうな雰囲気で，拒否される。私たちはそれによって陰性感情を抱いたり，疲弊したりするわけですが，そもそも高齢者の多くは，上述のように恒常性維持機能が低下します。特にまわりの環境に適応しにくい面があります。入院によってそれまで暮らしていた環境が変化することで，BPSDが強く出てきてしまうということは日常的にみられる光景です。環境に適応できないまま「白衣を着た知らない人たち」からケアが提供されるわけですから，お風呂にしても食事にしてもオムツ交換にしても（排泄はどれだけ認知機能が低下しても他人に世話をされるのは嫌なものです）拒否をするのは，ある意味であたりまえのことです。

　どうでしょうか？　拒否は認知機能の低下を起こしている人にとってはあたりまえの行為だと考えれば，陰性感情は少しくらい収まらないでしょうか？　さらにいえば，その人がそのと

きに感じている不安（認知症の人，特にBPSDが強く出ている人の根底にあるのは不安です）を取り除いていく技術が認知症において専門性なのだと思います（カンフォータブル・ケアを提唱している前述の南さんはこのことについて「不快を取り除くこと」と表現しています）。

2) 細かな環境要因に敏感に

またBPSDへの影響として環境的な要因がありますが，比較的，見過ごされがちな点について簡単に紹介していきます。

夕暮れ症候群（Sundowning syndrome）という名前は聞いたことがあると思います。夕方くらいになると認知症の方が落ちつかなくなって，人によってはBPSDが強く出てくるもので，みなさんもご経験があると思います。明確な原因はわかっていないのですが，考えられる要因としては，「暗闇になることでの不安」「夕方は帰宅するというこれまでの習慣」に加えて，血糖値の低下も考えられるでしょう。病院や施設の場合，朝食を摂ってもらうのがだいたい12時くらい。夕食はだいたい18時くらいですよね。この6時間の間で，徐々に血糖値が下がっていく。そのことによって，BPSDが出やすくなるとも考えられます。対処としては，15時もしくは16時過ぎくらいに不安や焦燥を呈してきた人に対して，（薬ではなく）甘いものを摂取していただくことで，落ちつきをみせることもあります。

さて，環境的な要因として注目したいところは，ちょうどこの夕暮れ症候群が発生する時間は夜勤者が出勤してくる時間帯だということです。スタッフの入れ替わりによって，病棟内や施設内はざわつきますよね。申し送りやら報告やらでさまざまな声が飛び交い，バタバタとスタッフは動き回ります。認知症の方はそのざわつきに反応します。

たとえばスタッフの靴の音。みなさん勤務時にはどのような靴を履いていますか？　たまに「キュッキュッキュッキュッ」と鳴る靴がありますね。あの音が認知症の人の耳にとっては不快に感じられ，BPSDが出ることもあります。あとは病棟のなかのにおい。そのにおいで気分が不快になりBPSDが強く出ることもあります。においへの感受性はひとそれぞれで，不快なにおいを消すために芳香剤を使う場合もあると思います。けっこう強くにおいます。人によってはむしろ不快を感じます。ですから，どのようなにおいがいいのかというと無臭です。基本的にはにおいはないほうがいい。

あと見落とされがちなのが，壁などの装飾。飾りものですね。テカテカと光っていると目に刺激が入って不快に感じる方もいます。それとテレビの音。比較的高齢の人はテレビをよく観ますが，その音に不快感を覚えている方がいるかもしれないというのは認知症ケアにおいて念頭においておかなければなりません。

3) 尊厳の軽視がもたらすもの

尊厳を軽視すること。これがいちばんBPSDの出現に強く影響するものだと私は感じています。尊厳というと難しく聞こえるかもしれませんが，尊厳を保つということは，誰からも自分をないがしろに扱わせない，誰もないがしろには扱わないことと考えておけばいいと思います。しかし，尊厳が軽視されているようなケースは臨床でままみられます。たとえば，認知症の人から何度も同じことをくり返して質問され

ることがありますよね。最初のうちは聞かれたことに対してきちんと答えているのですが，それが何十回にもわたってくり返されると，「あの人また言ってるよ……」「さっきも答えたのに……」と徐々に対応がおろそかになっていきます。しだいに質問されてもおざなりに対応したり，より悪い場合には無視したりするようになる。

　みなさんも覚えがありませんか。同じことを質問されてウンザリ，という気持ちは私にもわかります。しかし，その質問をしている認知症のその人にとっては，質問をしている「いまその瞬間」が「はじめてのこと」なのです。ですから「さっきも答えたのに……」というのは，質問をしているその人には関係ありません。単に「自分が適切に扱われていない（無視されている）」という印象を与えるだけです。これでは本人の尊厳は傷つけられてしまいます。尊厳が傷つけられることで，よりいっそう認知症の人の不安は高まります。そのことがBPSDにどのような影響を与えるかは自明だと思います。

薬物療法と排泄ケアの関連

1）転倒のリスク（への回避からのオムツ着用）

　認知症の人に対しての薬物療法について，特に排泄ケアにかかわる点を強調して述べていきたいと思います。主にリスクに関する点です。多くの抗精神病薬は，ドパミンD_2受容体に作用（遮断）します。しかしその副作用によって高プロラクチン血症を呈し，長期的には骨粗鬆症のリスクが伴うことが広く知られています。

　なおかつ抗精神病薬の副作用の代表格である錐体外路症状（EPS）によって，日常生活上の

運動機能が低下します。するとどうなるか。転びやすくなりますよね。転びやすくなったらどうなるか。「骨折したらいけないので，もう歩きまわらないでくださいね」と，いままでオムツを使わなかった人がオムツを使うようになってしまいます。

2）誤嚥性肺炎のリスク（と発症に伴うオムツ着用）

　加齢によって嚥下機能の力は下がります。これに加えて抗精神病薬の副作用として嚥下機能の低下が知られています。嚥下や咳嗽にかかわる神経伝達物質であるサブスタンスPはドパミンの抑制によって減少します。嚥下機能や咳嗽反射の低下によって，誤嚥性肺炎のリスクが高まります。肺炎を起こることで，ベッド上での生活や治療が増えていき，結局はオムツ着用という選択となります。

3）消化機能の低下（による下剤の使用の自明視）

　年齢を重ねると腸の働きが低下するのは，みなさんも実体験としてリアルに感じられるところだと思います。多くの抗精神病薬はムスカリン受容体に作用します。ムスカリン受容体は神経伝達物質であるアセチルコリンに対して働く受容体のため，ムスカリン受容体が遮断されることによって，アセチルコリンは減少します（抗コリン作用）。

　アセチルコリンは減少によって何がもたらされるか。腸蠕動機能の低下です（腎盂腎炎の原因となる排尿障害も忘れてはいけません）。腸蠕動が低下すると，当然，便が出なくなりますよね。ここで登場するのが下剤です（下剤が好

きな看護師って周囲にいませんか？）。病院によっては2日目でラキソベロンかチャルドールかピコスルファートナトリウムを何滴，4日目にも便が出なかったら浣腸と決まっている病院もあると聞きます。しかし下剤は飲んだことがある人はよくわかると思いますが，お腹に負担をかけます。腹痛が起きるのです。私も夜寝る前に飲んで，朝に腹が渋りすぎて汗がびっしょりになりながら途中でトイレに行った記憶があります。

　話を戻します。下剤や浣腸をすることで，便は出ることには出ます。どうでしょうか？　どっさり便が出たことで「よかった，よかった。これで安心！」とよろこんではいませんか？私は「ちょっと待って！」と思うのです。いったい誰のための排便なのでしょうか。便を出すことそれ自体は大事ですが，その過程には下剤の使用による腹痛や便秘による発熱・せん妄などの患者さんが経験した苦痛を考えると，便秘になる前に考えること，看護師としてできることがあると思いますが，いかがでしょうか。

もっと薬物療法に慎重になろう

　排泄ケアと薬物療法は一見して遠いように思います。しかし，上述のような排泄ケアに関連する薬物療法の影響は思いのほか大きいものです。適切な排泄ケアを提供するためには，薬物療法の看護をきちんと行うことです。本来であれば不必要だったオムツをしなければならなかったり，便秘になって下剤・浣腸の使用が常習化してしまったりする根本的な原因にアプローチするという意味で，薬物療法の適正化という観点は欠かせません。ただいまだに薬は「医師

の領域」と考える看護師は多いのだと思います。もちろん処方権は医師にあります。しかし，現場で実際に処方された薬を与薬しているのは，看護師です。また看護師は，薬物療法が適用となった患者さんの状態を適切にとらえ，報告する義務を負っているのです。

「こうある『べき』」に注意を！

1）個々の価値観にはズレがあることを理解する

　排泄ケアのテーマと少し離れますが，ここで看護を提供する際に支援する側が心得ておくべき点について，私なりに考えていることをお伝えしたいと思います。

　誰にでも自分自身がもつ「こうある『べき』」という価値観をもっています。その価値観は，その人にとって「あたりまえ」のものです。しかしケアを提供する際にはその「あたりまえ」がアダになることがあります。別の言い方をすれば，個々にそれぞれの価値観をもっているのは当然のことであるものの，しばしば支援者はその価値観を意識的・無意識的に相手に押しつけてしまうことがあるということです。そしてその押しつけた価値観が裏切られると，怒りや失望が湧いてきます。

　たとえば「食事は時間どおりに食べるべきでしょう……」「時間になったらお風呂は入るべきでしょう……」「オムツをつけたら（自分では）外すべきではないでしょう……」「便は汚いから触らないべきでしょう……」「消灯になったら静かに眠るべきでしょう……」「普通，人に迷惑にならないことはしないべきでしょう……」という「べき」。これらの『べき』にはた

しかに一理あります。しかし決して100％そのとおりではない。

　もし「私の『べき』は100％他人と一致する」と考えれば、その一致への期待が裏切られる（「食事拒否」「入浴拒否」「オムツ外し」「弄便」……）ことによって、怒りや失望が生まれます。（これは極端な例ですが）使用頻度がそれほど高くないコンビニエンスストアやファミリーレストランなどで、店員さんから敬語を使わないで接客されたらどうでしょうか。「なに、この店員！？」とイラっとしますよね。なぜイラっとするのかというと、それは敬語を使うべきだという価値観がこちら側にはあるからです。

　「便秘になったら下剤を使うべき」「転倒の危険があるので動きまわれないのだからオムツを使うべき」だというのも同じです。あなたの「べき」は別の人によって「べき」ではない。このことを冷静に理解しておかないと、意識的にも無意識的にも自分の「あたりまえ」を患者さん（やほかの職員）に押しつけ、その「あたりまえ」から外れた反応を「問題」として取り上げがちになります。そうすると「（あの患者さんは）あれも問題、これも問題」と問題ばかりが増えていきます。これでは「本当に取り上げ、解決をめざすべき『問題』」が不明瞭になり、問題の本質（「そもそも便秘になったのは何が原因？」「転倒のリスクは何に由来するの？」）を見誤り、どこかの時点でケアが行き詰ります。

　こうした「解決をめざすべき『問題』」が不明瞭になり、問題の本質を見誤るということについて、具体例をあげながら補足的に解説していきます。要は、目の前の（ケアする側が感じている）問題がごちゃまぜになって、何が問題なのかケアを提供する自分たちでもよくわからな

くなっていて、対応の方法が見出せなくなってしまうという「問題」です。たとえば自己摘便をする認知症の人がいてその対応に苦慮している場合。自己摘便によって何が問題になるのでしょうか？　便を触ってしまうことによる不衛生な点を問題視しているのでしょうか、あるいは便が出ていないこと自体が問題なのか。そこを腑分けして考えてほしいと思います。便で手が汚れることを不衛生であると問題にするのであれば、どの時間帯に自己摘便をしてしまうのかをチェックし、その時間帯に対応してトイレ誘導することができます。便が出ていないこと自体が問題とするのであれば、高齢者は下肢の筋力が低下しているために排泄困難を抱えていることを踏まえて、その人が可能な範疇での日中の運動を促すことができます。

 おわりに

　ぜひみなさん、このセミナーが終わったら、自分たちが抱いている価値感を言葉にして、スタッフ同士で共有してみてください。個々の価値観にはズレがあることが明確になると、「モノの見方・考え方にはいろいろな正解がある」ことを受け入れやすくなるはずです。

　これによって1つの波及効果が生まれます。「べき」で考えると、その「べき」から外れた反応を「問題」として取り上げがちになることはすでに述べました。しかし「モノの見方・考え方にはいろいろな正解がある」と理解することで、「問題」ばかりある人という、これまでのもっていたその人への認識が変わります。要するに「問題のある人」から、「能力のある人」というような視点の転換をはかることができます。

こうした視点の転換をはかることができれば，患者さんを「オムツをつけなければ生活できない人」から「自立排泄ができる人」とみることができます。あるいは「歩行がおぼつかないから車イスを使わざるを得ない人」から「リハビリテーションをすれば自立歩行が可能な人」といったように。

　もちろん安全面を考えた対応は大事なことです。しかし安全を考慮しすぎるあまりに，本来その人のもっている力を奪っていないかということは常に考えなくてはなりません。

★

　本稿では，認知症の方への適切な排泄ケアの実践に先立ち，高齢者や認知症の人の身体的・精神的な特徴とケア提供側がもつべき姿勢について私見を交えて述べました。認知症の方への排泄ケアについては，引き続き実践編「便秘に対する実践的ケア〜下剤使用する前に考えること」でより具体的に解説していきたいと思います。

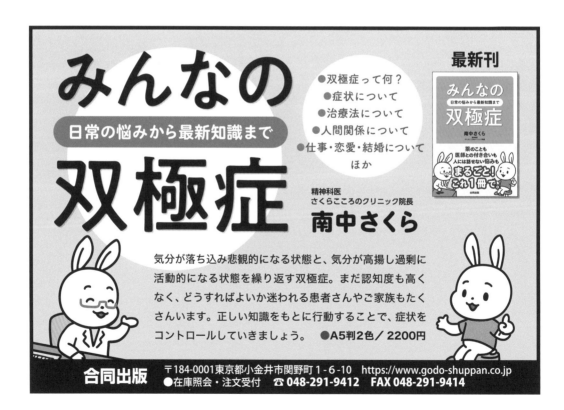

カンフォータブル・ケア で変わる認知症看護

著 **南 敦司**
医療法人北仁会旭山病院

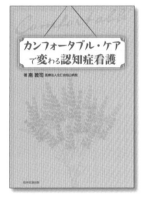

日本の認知症看護の臨床が生んだケアメソッド カンフォータブル・ケア

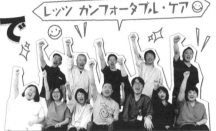

レッツ カンフォータブル・ケア ☺

認知症ケアで 燃え尽きて しまう前に

A5判　180頁　2色刷り
2018年9月刊行
定価2,000円
（本体価格2,000円＋税10%）
ISBN978-4-86294-061-2

カンフォータブル・ケアは，「快の刺激」に着目したケア技術です。カンフォータブルとは英語で，「心地よいこと，快刺激」と訳されます。すなわちカンフォータブル・ケアとは認知症者が心地よいと感じる刺激を提供することで認知症周辺症状を軽減するためのケア技術です。本書は，このカンフォータブル・ケアを中心に，認知症者へのケアを最適なものにするためにケアする者が身につけておくべき「（広義・狭義の）アクティビティ・ケア」「身体拘束最小化」を解説します。認知症ケアで燃え尽きてしまう前に，レッツ・カンフォータブル・ケア。

主な目次

本との話

市川正典　いちかわ まさのり
地方独立行政法人山梨県立病院機構山梨県立北病院
（山梨県韮崎市）看護師

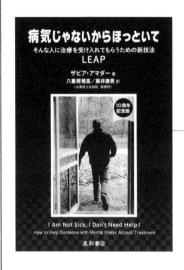

病気じゃないから
ほっといて
そんな人に治療を受け入れてもらうための新技法LEAP

ザビア・アマダー 著　八重樫穂高　藤井康男 訳
星和書店　定価2,640円（本体2,400円＋税10%）　2016

表紙の写真が
問いかけているもの

　表紙の写真は，著者のザビア・アマダー氏の兄のHenryが統合失調症のため初回入院から家に退院した数日後の情景である。

　アマダー氏が，兄の薬がゴミ箱に捨てられているのを見つけて，兄に病気だから服薬するように説得したところ「もうなんでもないよ，そんなもの，もう必要ない，ほっといてくれよ」と言って，兄が怒って出て行こうとしている場面である。まえがきのなかには，その後のやりとり（言い争い）も載っており，2人の間はどんどん険悪になっていった……。本書では，兄との長いかかわりとLEAPというコミュニケーション技法が具体的かつ詳細に説明されている。

LEAPとの出会い

　私は，現在慢性期病棟に勤務しているが「俺は統合失調症じゃないんだ！　薬をなくしてほしい」と拒薬傾向のA氏を受け持っている。そんなA氏とのかかわりに悩んでいるときに出会ったのが本書である。

　A氏と出会ったばかりのころの私は，A氏から見れば薬を飲ませようとしている敵のようで，とても味方とは思えなかったはずである。A氏のことを思って薬を勧めているのにと頭を抱えていた。

　本書から，治療を拒否するのは，だいたいは脳の機能障害のせいで，自分ではどうにもならないこと，それをA氏がわざと拒否しているんじゃないかと問題視したり，責めたりしてはいけないことが理解できた。そのうえでLEAPのスキルを学び，実践するなかで，徐々に信頼関係が構築でき，A氏も徐々に防衛的な姿勢を和らげ，私の考えに対しても心を開いてくれるような変化がみられている。

　LEAPの内容は，普段からみなさんが特別に意識せずに使っているような基本的なテクニックがたくさんある。私にとって，そのテクニックを明文化してくれたのがLEAPであった。

　本書のなかに考えさせられる引用文が載っている。

　「最後に，1つだけ教えてください」ハリーが言った。「これは現実のことなのですか。それとも，全部，僕の頭の中で起こっていることなのですか」

　ダンブルドアは晴れやかにハリーに笑いかけた……「もちろん，きみの頭の中で起こっていることじゃよ，ハリー，しかし，だからと言って，それが現実ではないと言えるじゃろうか」（JK. Rowling：『ハリー・ポッターと死の秘宝』より）

　ダンブルドア校長がこう問いかけてきたら，何と答えようか？「イチカワ，しかし，だからと言って，患者さんたちの言っていることが，現実ではないと言えるじゃろうか」と……。

　LEAPを学んだいまなら，患者

さんの体験していること（妄想など）に対して「患者さんの頭の中で起こっていることは患者さんにとっては現実であると認めて，理解するようにしています」と答えるだろう。

LEAPとは

　LEAPとはListen-Empathize-Agree-Partner（傾聴―共感―一致―協力）の頭文字をとったものである。その4つのキーワードと「遅らせツール」「和らげツール」といった対話テクニックが基本となっている。LEAPはアメリカの臨床心理士であるアマダー氏が考案した技法である。今回10周年記念版の翻訳を当院の医師が行った。

　LEAPは，精神疾患をもっているが病識が欠如している人から信頼を得るのに役立つコミュニケーション技法である。動機づけ面接法の要素を大きく取り入れ，病識に乏しい患者さんと良好な信頼関係を構築し，その関係性をもとに必要な治療や支援へとつなげることを目的にしている。本書は，病

気じゃないからと入院中に拒薬する患者や退院後怠薬する患者などの，重度の精神疾患をもった人にかかわっている看護師（医療者）らの問題解決に役立てようと作成されたものである。

本書の構成

　本書のパートⅠでは，治療や援助を拒否するという問題の本質と広がりについて，まとめてある。パートⅡでは，病識欠如や治療拒否に対しての新しいアプローチが，パートⅢには，入院や通院での強制的治療をいつ，そしてどのようにして確保するのかについての実践的なガイダンスが書かれている。最後のパートⅣには，LEAP以外の精神療法，そして統合失調症や双極性障害などの診断基準についてどのような変更が議論されているのかがまとめてある。

衝撃的な結末

　LEAPの成果によって安定し，2人（アマダー氏と兄）の関係もよくなり，その兄弟の写真が裏表紙

に載っている。さて，どのような写真なのか……。そして，最後の章では，兄Henryの衝撃的な結末が待ちうけている。果たしてその結末とは。

精神科看護コミュニケーション

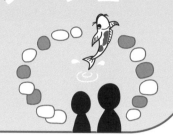

連載

2 精神科看護師は集団の場で患者とコミュニケーションを交わす

心の相談室荻窪 室長（東京都杉並区）

川野雅資 かわの まさし

はじめに

精神科看護師は，患者および家族と1対1でコミュニケーションを交わすときと集団とコミュニケーションを交わすときがある。

集団は，患者の集団，家族の集団，患者とその家族の集団，地域の人々の集団がある。多くは，自己理解や知識の習得，技能発揮や創造力の育成，対処方法の習得や認知の修正，技能習得や役割取得，ストレス対処行動や再発防止策の習得，情報共有や意思決定，治療や支援方法の決定などを含めた治療的な集団であり，時にはレクリエーションなど，気晴らし的な活動の集団がある。

精神科看護師だけでなく他職種のスタッフとともに集団に参加することがあり，集団の目的に応じた役割や技法がある。

精神科看護師が集団でのコミュニケーションの場をもつときに，2つの方向がある。1つは，集団とコミュニケーションをとること，もう1つは集団のなかの個とコミュニケーションをとることである。

集団とのコミュニケーション

集団とのコミュニケーションは，集団全体に働きかけることで，集団としての対象を感じと

ることが必要である。ヒューマンケアリングのジーン・ワトソンは，7つの臨床的ケアの段階を述べ，その第一段階としてスキャニングがあるとしている[1]。スキャニングは，その人（集団）にとって重要な問題や目標に気づくことである。他者（集団）の枠組みで生じている実在的および潜在的な問題や目標は他者（集団）自身の知覚をとおして気づくことができるものである，と述べている。すなわち，集団全体を集団の立場になって感じとることである。

はじめて集まった集団には張り詰めた感じがある。はじめての場に参加する個々が互いに緊張するのは当然なので，集団としても緊張している。そこで精神科看護師は，緊張している集団にコミュニケーションをとる意識をもって参加する。はじめに少し気候のことにふれ，飲食の用意があれば，用意した飲食について簡単に紹介する。そしてスタッフから自己紹介をする。少し集団の緊張がとれたら，お互いに自己紹介を簡単にする。そのときに，精神科看護師が軽く「ああ，そうなんですね」「ええ」など相づちを打つようにひとりごとを言うと，緊張が少し和らぐ。時にはアイスブレイクしつつ，集団の約束事を掲示して読み上げる。そして，今日の予定を大まかに伝え，本題に入る。

緊張が和らぐのには時間がかかるので，変化に応じてコミュニケーションをとる。集団のな

かに力関係や交流関係が生まれたときは，集団のニードを感じとり，参加者が心地よくなるように参加者の発言や役割を移譲するということも，集団へのコミュニケーションである。

コミュニケーションでの大前提にあるのは，場と人が安全であることだ。特に集団の場合，環境，座る位置が大きな要因になるので，集団のメッセージを参加者の立場から感知する力（スキャニング）が必要である。

集団のなかの個人との
コミュニケーション

集団のなかでコミュニケーションを取りながら，時にはその集団のなかの個人とコミュニケーションをとることで，個人も集団全体も安心することがある。たとえば，集団のなかである人たちが積極的に発言していて，なかなか発言する機会がない参加者がいた。ほかの参加者も発言する機会がない参加者がいることに気づいて，居心地が悪いと感じている。集団全体がぎこちない雰囲気になったときに，精神科看護師が発言する機会がない参加者に発言を促す声かけをして，その参加者がきっかけを得て発言する。その参加者は，発言したことで集団に参加した満足感が得られるし，居心地が悪く感じていたほかの参加者も安心する。積極的に発言していた参加者も，発言しすぎていたのかもしれないと気づくこともあり得る。集団のなかの個人とコミュニケーションをとることで，個人は関心をもってもらえている，という安心感と信頼感が湧く。この感情がほかの参加者にも伝わり，集団としての心地よさが醸成されていく。

筆者は，アパートに退院した長期入院患者の集団と月に1回食事会を開催している。そこでは，よく発言する人，寡黙な人，会話の内容がほとんど妄想内容の人がいる。妄想内容を語る人の話はあまり遮らないが，適度なところで現実的な話題に切り替えるという会話の仕方をする。その人もそこまで話せば納得するのか，「うん」と言って終わる。ほかの人も，その人の自身を受け入れているものの，あまり長い妄想の話は聞きたくない様子なので，現在のコミュニケーションで特段の不快感はなさそうである。よく発言する人は語りすぎることもあるが，全体としては健康的な会話である。寡黙な人は機会を見て発話を促す声かけをすると，要点を話し，そして「私は，話を聞いているのが好きです」「楽しいです」という。集団全体として，明るく楽しいコミュニケーションが生まれている。月に1回のこの日が，生活のなかでの張りあいになっていることがうかがえる。

おわりに

精神科看護師は，集団，あるいは集団のなかの個人とのコミュニケーションを交えて，集団が参加者それぞれに意味ある存在になることを促進する。

〈引用・参考文献〉
1）Jean Watson：Nursing The Philosophy And Science Of Caring. University Press of Colorado, p.76, 1985.

学の視点から
精神保健(メンタルヘルス)で
地域をひらく

安保寛明 あんぽ ひろあき
山形県立保健医療大学看護学科(山形県山形市) 教授

22
22nd Step　地域づくりと家族支援

2022年にもこの誌面を通じてみなさんにお会いできることをありがたく思っています。2021年はオリンピックやパラリンピックがあったりしましたし,私個人としても学術集会の運営などを通じて多くの感動の場面にも出会ったのですが,一方で「いい年だったね」とよろこび合うことが難しい時間を過ごしていたなあと感じます。2022年が「いい年だったね」と振り返ることができる1年であることを,心から願っています。

場があることのありがたみ

この原稿を書いている2021年11月末の時点でも新型コロナウイルスへの警戒感は続いている状況で,人と人の出会いを素直に楽しみにくくなっています。この数年間で起きた変化の1つは,"用がなければ会わない"ことと,もっと踏み込んで書くと"用があっても直接は会わない"ことが多くなったことです。会わない時間が長くなると,ますます会う理由ができにくくなるかもしれません。

そのような毎日になって,私もますます"場"のもつありがたみを感じるようになりました。私自身は家族ともいろんな時間をもてていて,

5人でサッカーをやったり,一緒に食事をとったりしている時間が心地よく思えます。

今年は相談支援専門員の研修やひきこもり支援者研修なども対面で行うことがありました。もちろんバーチャルにも人の出会いは起こりますが,直接の交流がもつ影響は大きな変化をもたらすものだと感じます。

さて,今号では,自殺対策とひきこもり対策の両面の機能をもち,私が学識経験者として関与している山形県での精神保健に根差した地域づくりの事業,"若者相談支援拠点事業"を紹介しようと思います。

困難を抱えた若者と家族の支援拠点

山形県の若者相談支援拠点事業は,困難を抱えた若者とその家族の相談や支援を行う拠点を整備するための事業です。事業名にも示されているとおり「相談」というより「相談を通じた支援」を行うところに特徴があります。山形県はこの事業を2014(平成26)年6月から実施していて,昨年度からは「子ども・若者総合相談センター」として位置づけられ,県内の4地域8か所に設置されています。ちなみに,この「子ども・若者総合相談センター」は2021年11月

時点で全国22の都道府県に設置されています。みなさんのお住まいの都道府県に設置されているか，設置されているなら複数が設置されているか調べてみてください。

よく，「行政主導でセンターを設置しても意味がない」という意見をもつ方に出会うことがありますが，少なくとも山形県の相談支援拠点（子ども・若者総合相談センター）の場合は，行政主導でセンターを設置したというよりも，もともと活動を行っていたNPO法人などに県が事業として活動を後押しして，さらにその取り組みに対して国が事業を立案した，というものです。そのため，よくある国や県の描いた仕組み以上の取り組みがいくつかあります。その1つが，家族の支援と地域づくりです。

相談支援拠点事業を受託している事業所の多くでは，ひきこもりや不登校の状況にある人もその家族も責められることのない場をつくっています。責められない環境をつくることが家族の安心をもたらし，そのことは巡り巡ってひきこもる人と家族の関係にも良好な変化が起きるようです。

出張相談会という場づくり

相談支援拠点事業の特徴は，出張相談会という，相談支援拠点がないような規模の小さな町でも家族やご本人のための相談や集う場をつくることを各団体が行っていることです。

山形県で若者相談支援拠点を受託している団体の多くは，その地域の中核的な都市（山形市や米沢市）に拠点があります。けれどもそれらの場所にしか家族が相談できる場所がないと，気軽に通える感覚がしないし，自分の住ん

でいる地域に対する安心感がつくられにくくなります。そこで，山形市や米沢市にある若者相談支援拠点の団体は，周辺の市町村で，何度か出張相談会を開催します。

家族向けの相談会の構成は，講話（おおむね50分）と座談会（おおむね60分）の組み合わせの形式です。「悩みを話してもいいんだ」と思うまでには，第1部の講話などを通じて「ひきこもる状況に陥ることは，本人や家族の問題と考えていたら前向きに過ごすことが難しくなる。だから話せる環境をつくることで家族も安心していられる場ができることが重要」というような意見を聞いて，相談してもいいと思えるような下準備をします。

第2部の座談会の時間には，参加しているご家族が安心して話せるように相談支援拠点の方々が働きかけていきます。何度かそのような経験をくり返すうちに，出張相談会を開催した地域に「地元の家族会」ができることになるというわけです。

都市でなくても家族会ができていくこと，複数の町に家族会ができることの意味や意義があるのですけれども，その話は，次回以降に紹介します。

〈引用・参考文献〉
1）安保寛明：精神保健の時代をひらく共創造．日本精神保健看護学会誌，30（2），p.61-69，2021.
2）山形県：若者相談支援拠点の設置．https://www.pref.yamagata.jp/010003/bunkyo/wakamonoseishounen/wakamono/kyoten-osirase.html（2021年4月20日最終閲覧）

Next Step
地元にも隣町にも場があるということ

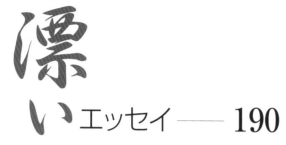

坂田三允の

漂い エッセイ ── 190

遠い日の思い出（第2弾）

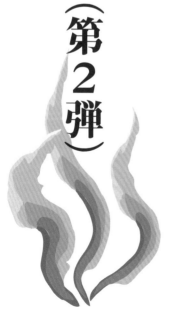

　断捨離というほど大げさなことではないのだが，いつの間にかたまってしまった雑多な本を整理した。いつか読もうと思って購入したけれど結局読み切れていない本，たしかに読んだ記憶はあるものの，何が書かれていたかまったく思い出せない本，購入したことさえまったく思い出せない本の数々。いやになるほど記憶があいまいだ。そのなかから，せっかく購入したのだから一度は読まなくてはと思う本と，もう一度読んでみようと思う本だけを残して……と思ったのだけれど，いざ処分しようとすると，なかなか決断できない。捨てるということは選び取ることだというのはよくわかっているつもりだったのに。優柔不断な私。捨てることがとても苦手。そういえば，母も捨てるのが苦手な人だったなぁと思い出す。明治生まれの母は，とても物を大切にする人だった。母だけではない。同じころに生きていた人々はみなそうだったと思う。物がなかったのだ。

　母が亡くなって，遺品（と呼べるような立派なものではないが……母が大切にしまっていたもの）の整理をしたときのことだ。重い

たんすの引き出しをあけると，洗いざらしの浴衣地を縫い合わせた大きな風呂敷（？）に包まれたものがたくさん出てきた。開いてみると，それは着古した浴衣や肌襦袢をほどいて布にしたものだった。まだこんなに残っていたのだと驚いた。母が亡くなったころはまだ紙オムツなどはなかった。以前，私は田舎のこじんまりした病院に勤務していたが，夜勤のときは寝たきりの患者さんのオムツを洗うのが業務の一環であったことを思い出す。母は自分よりも一回りも年上の父のためのオムツにしようと思って，大切に古布をとっておいたのだろう。でも，そのうちの3分の1くらいを自分のために使った，その残り。母より先に逝くはずであった父はまだまだ元気であったから，大量のオムツ予備布は捨てることにしたのだが，母の気持ちを考えると本当に捨ててしまっていいのかなとちょっと迷いがあったことを思い出す。

　和服を着ていることが多かった母は，普段着は洗い張り（いまではそのような光景をまったく目にしなくなってしまったけれど，2年から3年に一度くらい着物をほど

坂田三允
さかた みよし
多摩あおば病院看護部顧問（東京都東村山市）

Miyoshi SAKATA
TADAYOI ESSAY

いて洗い，先のとがった竹ひごでピンと張って，糊づけをする作業。私も遊び半分ではあったが手伝った）をして何度も縫い直して着ていた。そして布がくたびれて（？）しまうと布団に縫い直す。最後は雑巾にする。そもそも，私が最初に着せられた洋服は，母の長襦袢のお古をピンクに染めなおして町に1軒だけあった洋服屋さんで仕立ててもらったものだった。その洋服はついこの間まで，たんすの奥にしまわれていたのだ。そんな生活が身についているせいか，私には「もったいないおばけ」がくっついているのかもしれない。

というわけで，本（だけでなくさまざまな生活雑貨も含めて）の整理は少しも進まず，整理しようと思って引っ張り出したものが散らばって，私の部屋はまさにゴミ屋敷のようになっている。もう仕分けするのにも飽きて（嫌になって？）いつ購入したのかも思い出せない本のなかから佐々木譲さんの『勇士は還らず』（1997，朝日新聞出版）なるミステリーを手にとってしまった。佐々木さんの本は『警官の血』（2007，新潮社）や『うたう警官』（2004，角川春樹事務所）など，警察官のことが書かれているものを中心にずいぶん読ませていただいたのだが，これはまったく記憶になかった。読み始めてすぐに失敗したかもと思った。物語は1969（昭和44）年8月，ベトナムでの事件から始まるのだ。1969年からの10年間くらいは私にとって濃密な思い出がびっしりと詰まっている期間なのだから，いろいろなことが思い出されて収拾がつかなくなってしまいそうだと感じたから。でも，読み出してしまったものだから，とめられない。結局最後まで読んでしまった。この話が連載されていたのは1993（平成5）年。本書に書かれる実際の事件はこの年に発生したことになっている。さらに私が手にしている文庫は2011（平成23）年発売のものだから，おそらくそのころに購入していたのだろう。

1969年から50年余が過ぎて世界は本当に変わったと思う。生活はとても便利で楽になった。仕事について5年，結婚するまで，私は洗濯機も電話もお風呂もない下宿生活だった。徒歩15分の銭湯に行くのはかぐや姫の『神田川』そのもので，冬は湯上りの温かさがすぐになくなるし，夏はせっかく洗い流した汗が入浴前にもましてだらだら流れる。熱もあるし具合が悪いから仕事を休みたいなぁと思っても，着替えて公衆電話まで出かけるならいいやもう仕事に行っちゃおうとなる。そういう生活に比べるとたしかに現在は夢のような暮らしぶりだ。でも，昔はそれがあたりまえだったから，それはそれで楽しんでいたし，不幸せだったわけでもない。

そんなことをつらつら考えていると，私のこれからの生活は当分の間，要，不要の間を「もったいないおばけ」にくっつかれてゴミ屋敷でうだうだと過ごすことになるのだろうな。

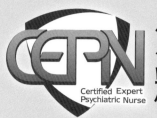

活躍の場を拓く 精神科認定看護師

3 無料相談窓口の活動を通じて

Fusion株式会社セノーテ訪問看護
（福岡県宮若市）
常務取締役／精神科認定看護師
矢野幸一
やの こういち

筆者は2018（平成30）年4月より，Fusion株式会社セノーテ訪問看護（以下，当法人）で管理者をしています。遡ること2013（平成25）年に，精神科認定看護師（旧・精神科薬物療法看護領域）の資格を取得しました。本稿では，筆者の取り組んでいる無料相談窓口開設における「精神科認定看護師としての」活動を紹介します。

無料相談窓口開設の目的

行政機関においては，心の健康，保健・医療・福祉に関する相談，未治療・未受診，治療中断の方の相談，思春期問題，ひきこもり相談，アルコール・薬物依存症の家族相談など，幅広く相談窓口は設置されています。しかし行政機関に対して，自身や自分の家族・周囲の人のメンタルヘルスについて相談するのは敷居が高いものです。また，筆者の取り組みとは別に，当法人でも無料の電話相談を行っていますが，直接，訪問ステーションに相談をもちかけるというのも，まだまだ敷居は高いということが実際です。

そこで，より身近でより気軽に相談できる，

専門家（精神科認定看護師）がいる相談窓口を設置し，地域住民のメンタルヘルスの相談を受け入れることで，精神科にアクセスすることのハードルを下げられるのではないかと考え，2019（令和元）年5月にこの活動を開始しました。

相談内容とその対応

まずは地域への周知のために，福岡県内一円の行政機関，病院，店舗，学校関係，障がい者施設などに相談窓口を紹介する資料を10,000枚ほど配布することから始めました。なお，この活動において，精神科への敷居を下げて相談しやすくしてもらう意味もあり，（筆者の本来の業務である）「訪問看護」という名称を前面に出すことはしていません。あくまで，「まずはなんでも相談できる場所」として地域のみなさんに認識してもらい，必要とあれば相談者のニーズに応じて他機関を紹介したり，より専門的な介入が必要であれば精神科病院・クリニックにつなぐというスタンスをとっています。相談時間は1回30分程度，毎週月曜から金曜の午前

8時半から午後5時半まで。令和3年（直近6か月）の無料相談窓口の活動実績は表1のとおりです。

　前述のとおり筆者は，専攻領域が1つに統合される以前の精神科認定看護師制度の，精神科薬物療法看護領域で資格を取得しました。すでに精神科を受診している方からの相談では，「薬を飲むと調子が悪くなるので，服薬をしたくない」といったような相談も少なくありません。薬を飲ませるだけが治療ではないことをふまえ，こうした相談に対して筆者は「状態が悪くならないように薬はきちんと飲んでください」と伝えるようなことはしていません。薬物療法に対して本人はどのように感じているか，飲み心地はどうか，副作用はないかという点をていねいに聞きとり，受診時に薬に対する本人の思いを医師に上手に伝えることができるようなアドバイスを提供したり，必要だと判断されれば受診同行も行っています。

　「精神科に通院をしているが，公共機関など怖くて利用することができない。病院では内服処方だけの対応なので今後が心配」という相談では，薬物療法に関する本人の思いを聞きとり，処方されている内服薬などの説明を通じて本人の薬に対する不信感が軽減し，確実に服用ができるようになり，症状が安定することで外出も可能となったというケースも経験しています。

精神科認定看護師として社会との接点となる

　無料相談の活動では，上記のほかに児童・思

表1　2021年（直近6か月）の無料相談窓口の活動実績

	電話相談	直接介入
6月	20件	10件
7月	22件	5件
8月	18件	12件
9月	17件	7件
10月	20件	10件
11月	28件	12件

春期の方々に関する相談も多く寄せられます。こうしたケースでは多くの場合，特別支援学校からの相談となり，学校側からは「精神科の専門家がどこまで・何をしてくれるのかがわからない」という声を聞きます。そのため「なんでも相談してください」とまずは間口を広げておき，相談窓口においてできることを紹介すると，「そんなことでも相談できるんですね。そもそも，そういった相談窓口があるのですね」と驚かれます。

　それほど精神科（ができること）が一般社会には伝わっていないということなのです。精神科以外の領域の方にも精神科医療・看護との接点をもっていただく「こちらから出向く」活動は，精神科認定看護師としての重要な役割ではないかと考えます。そして，精神科医療・看護に対してニーズをもつ個人やさまざまな機関がこの相談窓口と接点をもつことで，医療・福祉・教育・行政・市民が1つのネットワークをつなげ，誰もが暮らしやすい地域社会への一助になればと考えます。

精神科認定看護師制度　令和5年度に制度改正

●制度改正の背景

　当協会では2018年度に「特定行為研修制度に関する検討プロジェクト」を発足し，特定行為研修制度を当協会で実施することや，精神科認定看護師制度において特定行為研修を導入することの是非を検討しました[1]。翌年，「特定行為研修制度および精神科認定看護師制度に関する検討プロジェクト」において，これからの精神科認定看護師に求められる役割と教育のあり方を検討[2]し，精神科認定看護師制度を改正することになり[2]，令和5年度に制度改正を実施することになりました[3]。

●精神科認定看護師がめざすべき目標を明確化

　今回の制度改正では，精神科看護の高度な専門性を備えた精神科認定看護師としての役割を果たすため，必要な知識と看護実践能力を確実に修得できるようにカリキュラムを見直します。そして，精神科認定看護師が精神障害にも対応した地域包括ケアシステムへ積極的に参画することや，地域共生社会の実現をめざした活動に取り組んでいけるように，認定資格取得後のフォローアップ体制を整えます。そこで，精神科認定看護師がめざすべき目標（表1）を明確にし，それをふまえて精神科認定看護師制度を整えます。

●カリキュラムの概要

　精神科認定看護師がめざすべき目標を達成するための知識や能力を身につけることができるようカリキュラムの見直しを行います。教育課程の概要は表2のとおりです。特に，特定行為研修における共通科目を加え，的確なアセスメントと実践力の獲得をめざします。そして，一部の科目ではeラーニングで受講ができるようになります。また，精神科認定看護師教育課程と特定行為研修を同時に受講できるようになる予定です。制度の改正に関する情報は，ホームページで公表しています[4]。

〈引用・参考文献〉
1）特定行為研修制度に関する検討プロジェクト報告書（ダイジェスト版）http://www.jpna.jp/images/pdf/tokutei-koui.pdf
2）特定行為研修制度および精神科認定看護師制度に関する検討プロジェクト　報告書（2019年度）http://www.jpna.jp/education/pdf/tokutei-koui_nintei_pj_hokoku_2019.pdf
3）特定行為研修制度および精神科認定看護師制度に関する検討プロジェクト　報告書（令和2年度）http://www.jpna.jp/education/pdf/tokutei-koui_nintei_pj_hokoku_2020.pdf
4）特定行為研修と精神科認定看護師制度改正に関する情報提供（2021年11月）http://www.jpna.jp/education/pdf/tokutei-koui_nintei_20211101.pdf

表1　精神科認定看護師がめざすべき目標

①精神科看護の高度な専門性を備え，精神科認定看護師としての4つの役割機能（実践，相談，指導，知識の発展）を適切に遂行できる。
②時代の変化に対応できる看護の知識・技術・思考を身につけ，精神科医療・看護へ貢献できる。
③精神科看護の対象者と活動領域を広くとらえ，当事者およびすべての関係者を包含した看護を創造できる。

情報コーナー

表2　令和5年度精神科認定看護師制度改正における教育課程の概要

	現行の教育課程	制度改正後の教育課程
教育理念	◉精神科看護の知識や技術を用いて質の高い精神科看護の実践・相談・指導ができる精神科認定看護師を養成する。	◉変更なし
教育目的	◉質の高い精神科看護の実践・相談・指導ができる精神科認定看護師を養成するために，これまでに蓄積された知識や技術と最新のエビデンスを基盤として，精神科認定看護師に求められる能力を涵養し，総合的能力と豊かな人間性を兼ね備えた人材を育成する。	◉変更なし
科目構成	◉基礎科目，専門基礎科目，専門科目，演習・実習により科目を構成する。	◉特定行為研修における共通科目と精神科認定看護師としての知識と技術を学ぶ認定科目，演習・実習により科目を構成する。
時間数	・735時間	・700～750時間程度
単位認定	・中間試験	・学習の段階に合わせた実施方法を検討中
修了試験	・実習後のまとめで評価している	・新たに修了試験を設ける
修業年数	・2年以内 （8か月コースと2年コース）	・1年以内を原則にするか検討中
受講料	・649,000円（会員価格）	・検討中

●【Q & A】

Q：制度改正後の資格の取得の流れは，どのようになりますか。

A：最初に「精神科認定看護師受講資格審査」を受けてください。その審査に合格すると精神科認定看護師教育課程を受講することができます。そしてすべての課程を修了した後，精神科認定看護師認定試験を受けて，合格すると，精神科認定看護師として登録されます。この流れは，現行の制度と同様です。令和4年度の受講資格審査に合格すると，令和5年度の新制度のカリキュラムを受講することができます。

お問い合わせ先：日本精神科看護協会　認定事業担当

TEL：03-5796-7033　FAX：03-5796-7034

精神科認定看護師制度の詳細はQRコードからアクセス

http://www.jpna.jp/education/certified-nurse.html

月刊 精神科看護
THE JAPANESE JOURNAL OF PSYCHIATRIC NURSING

NEXT ISSUE
次号予告

2022年1月20日発売

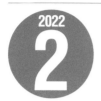

2022
2

特集
トラウマインフォームドケアを
身につける実践

トラウマインフォームドなケアとは何か
トラウマ的という観点のスタッフ間共有のために
看護教育におけるトラウマインフォームドケア
トラウマインフォームドケアを学ぶ方法

EDITING POST SCRIPT

◆1年の最初の号となる1月号によって今年の方向性が定められるような感じがして，なんだか緊張があります。緊張とともにお送りする本号の特集は，「褥瘡とスキン‐テアのケア」。いつもより写真を多めに配置したところ，誌面が赤く見えます。褥瘡とスキン‐テアについて基本をあらためておさらいできるような内容にいたしました。基本的なことこそが大切であるはずなのに，それを置き去りにして一足飛びに何かできたらいいなと思ってしまう人間の性。しかし結局，「何回も聞いた」「それは聞き飽きたよ」ということに真実があるような気がしております。2022年の抱負は，「守破離」のまず"守"と"破"に重きをおく，にしようかしら。　　　　　　　　　　　　　　　　　　　　　(C)

◆家の近所にお寺が多い。なのでお坊さんがよくいる。いつ見ても「お坊さんだ！」と思う。コンビニとかで肉まんとか買っているのを見て「肉まんを買っている！」と思う。12月のこの時期，お坊さんが走っているのを見かけとしたら，「……師走！」と声に出さずにはいられないと思う。だけど，走っているお坊さんはあまり見ない。たぶんお坊さんサイドも「ぜったい師走って思われるよね」と思って，この時期は走るのを我慢しているはずだ。100万遍言われていると思うし。でも遠慮せずどんどん走ってもらいたい。何を書いているかよくわかりませんが，慌ただしい時期ですからご容赦ください。師走です。　　　　　　(S)

STAFF

◆月刊『精神科看護』編集委員会 編
　金子亜矢子(一般社団法人日本精神科看護協会)
　小宮浩美(千葉県立保健医療大学健康科学部)
　佐藤恵美子(一般財団法人聖マリアンナ会東横惠愛病院)
　中村博文(茨城県立医療大学保健医療学部)
◆月刊『精神科看護』サポートメンバー
　小原貴司(医療法人昨雲会喜多方飯塚病院)
　澤越鈴葉(医療法人明心会柴田病院)
　澤田恭平(医療法人明心会柴田病院)
　鈴木 遥(医療法人昨雲会飯塚病院)
　馬場大志(医療法人昨雲会喜多方飯塚病院)
　濱田真理子(医療法人勢成会井口野間病院)
　三並淳一(医療法人社団翠会成増厚生病院)
　宮﨑 初(第一薬科大学看護学部)
　森 優(医療法人勢成会井口野間病院)
　吉山直貴(医療法人誠心会あさひの丘病院)
　米山美穂(長野県立こころの医療センター駒ヶ根)
◆協力　一般社団法人日本精神科看護協会
◆EDITOR　霜田 薫／千葉頌子
◆DESIGNER　田中律子／浅井 健
◆ILLUSTRATOR　BIKKE
◆発行所
　(株)精神科看護出版
　〒140-0001　東京都品川区北品川1-13-10
　　　　　　　　ストークビル北品川5F
　TEL.03-5715-3545／FAX.03-5715-3546
　https://www.seisinkango.co.jp
　E-mail　info@seisinkango.co.jp
◆印刷　山浦印刷株式会社
●本書に掲載された著作物の複製・翻訳・上映・譲渡・公衆通信(データベースの取込および送信可能化権を含む)に関する許諾権は，小社が保有しています。

2022年1月号　vol.49 No.1　通巻354号
2021年12月20日発行
定価1,100円(本体価格1,000円＋税10％)
ISBN978-4-86294-258-6

精神科看護

みなさんからの研究論文や 実践レポートを募集しています

●精神科看護に関する研究，報告，資料，総説などを募集します！

＊原稿の採否

(1) 投稿原稿の採否および種類は査読を経て査読委員会が決定する。

(2) 投稿原稿は原則として返却しない。

＊原稿執筆の要領

(1) 投稿原稿に表紙をつけ，題名，執筆者の氏名，所属機関，住所，電話番号などを明記すること。

(2) 原稿はA4判の用紙に，横書きで執筆する。字数は図表を含め8,000字以内とする。

(3) 原稿は新かな，算用数字を用いる。

(4) 図，表，および写真は図1，表1などの番号とタイトルをつけ，できる限り簡略化する。

(5) 文献掲載の様式

①文献のうち引用文献は本文の引用箇所の肩に，1)，2)，3) などと番号で示し，本文原稿の最後に一括して引用番号順に掲載する。

②記載方法は下記の例示のごとくとする。

ⅰ) 雑誌の場合　著者名：表題名，雑誌名，巻（号），ページ，発行西暦年次.

ⅱ) 単行本の場合　編著者名：書名（版），ページ，発行所，発行西暦年次.

ⅲ) 翻訳本の場合　原著者名（訳者名）：書名，ページ，発行所，発行西暦年次.

(6) 引用転載について

ほかの文献より図表を引用する場合は，あらかじめ著作者の了解を得ること。

またその際，出典を図表に明記する。

●実践レポートや報告もどんどんお寄せください！

職場での実践報告や看護の工夫などをお寄せください。テーマは問いません。研究目的，方法，結果，考察など研究論文の書式にとらわれなくても結構です。ただし，実践の看護のなかでの報告・工夫に限ります。8,000字以内でまとめてください（図表・写真含む）。原稿の採否については編集委員会で検討します。

●読者のみなさんとともにつくる雑誌をめざしています！

「クローズアップの取材に来てほしい！」「こんな特集をしてほしい」「この記事は面白かった，役に立った」など，思い立ったことやご意見などもお気軽にお寄せください。お待ちしております。原稿のデータはメールで下記の送付先までお送りください。

送付先・お問い合わせ ──────────────

(株) 精神看護出版編集部

〒140-0001　東京都品川区北品川1-13-10　ストークビル北品川5F

TEL. 03-5715-3545　FAX. 03-5715-3546　E-MAIL. ed@seishinkango.co.jp

雑誌『精神科看護』広告媒体資料

雑誌『精神科看護』は発行より40年を迎え，精神保健医療福祉分野で仕事をする看護者に向けた専門誌として広く購読されています。精神保健医療福祉の動向にもとづいた特集，調査報告・研究，精神科看護技術に関する連載，最新の精神医学の解説，関連図書の紹介・書評などを掲載しております。

発行：月間（毎月20日発行／本体価格1,000円）／**発行部数**：5,000部
主購読者：精神科病院（総合病院の中の精神神経科含む）・保健福祉施設に勤務する看護者，看護師等養成機関で働く教員（看護者），コメディカル等にご購読いただいております。
判型：B5判／**頁数**：80〜96ページ／**表紙**：4色／**本文**：2色

『精神科看護』広告掲載に関して

雑誌『精神科看護』では随時，広告の募集を行っております。なお，掲載希望号がある場合はお申し込みの際に担当者にお伝えください。

❖**お申し込み方法**
お電話（03-5715-3545）にてお申し込みください。
＊掲載号によってはご希望のサイズに沿えない場合がございます。
❖**広告お申し込み締め切り**
発行日の50日前（前々月末日）必着
❖**広告原稿締め切り**
発行日の30日前（前月20日）必着
❖**入稿に関して**
広告原稿はCD-ROMなどを下記の送付先に送付いただくか，メールで送信して下さい。
❖**ご請求に関して**
雑誌刊行後，広告掲載誌とともに請求書を送付いたします。

求人広告料金 [掲載場所：表3対向ページ（最終ページ）／色数：2色]

サイズ	囲み枠 （天地mm×左右mm）	本文スペース （天地mm×左右mm）	広告料 （税込）
1頁	237×151	227×149.5	66,000円
2/3頁	155×151	145×149.5	55,000円
1/3頁	74×151	64×149.5	22,000円
1/6頁	74×74	58×72	16,500円

広告料金

掲載場所	サイズ	色数	寸法（天地mm×左右mm）	広告料（税込）
表4	1頁	4色	190×155	176,000円
表3	1頁	4色	226×155	121,000円
		1色	226×155	66,000円
表2	1頁	4色	226×155	132,000円
		1色	226×155	77,000円
記事中	1頁	2色	220×146	55,000円
	1/2頁	2色	102×146	27,500円
	1/4頁	2色	102×68	22,000円
綴込広告	1枚	設定なし	製品広告	176,000円
			記事体広告	198,000円

送付先　精神看護出版　◦〒140-0001　東京都品川区北品川1-13-10　ストークビル北品川5F
　　　　　◦TEL.03-5715-3545　◦FAX.03-5715-3546　◦E-MAIL.info@seishinkango.co.jp